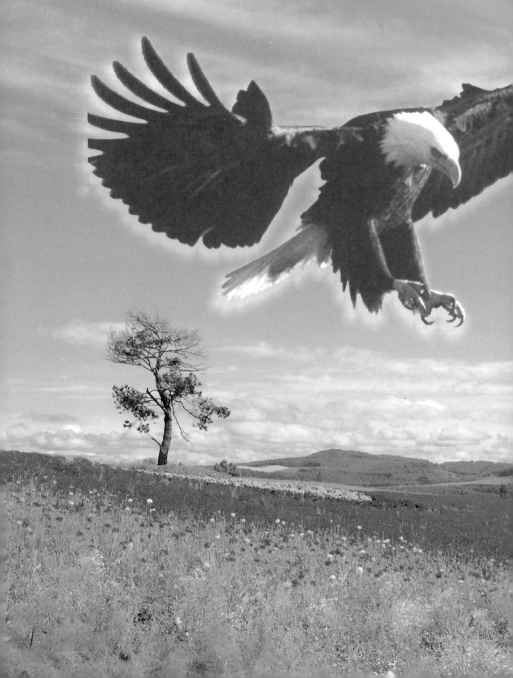

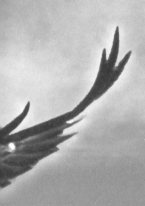

大展好書　好書大展
品嘗好書　冠群可期

常見病藥膳調養叢書 11

膽囊炎・膽石症
四季飲食

周文泉
崔玉琴　叢書主編

謝春娥　本書主編

品冠文化出版社

國家圖書館出版品預行編目資料

膽囊炎、膽石症四季飲食 / 謝春娥 主編
－初版－臺北市：品冠文化， 2004【民93】
　　面 ； 21 公分 －（常見病藥膳調養叢書；11）
　　ISBN 957- 468-302-8（平裝）
1.膽-疾病 2.膽結石 3.食物治療 4.藥膳
415.53　　　　　　　　　93004580

遼寧科學技術出版社授權中文繁體字版

常見病藥膳調養叢書⑪

膽囊炎、膽石症四季飲食 ISBN 957-468-302-8

叢書主編 / 周文泉、崔玉琴
本書主編 / 謝春娥
責任編輯 / 壽亞荷
發 行 人 / 蔡孟甫
出 版 者 / 品冠文化出版社
社　　址 / 台北市北投區（石牌）致遠一路 2 段 12 巷 1 號
電　　話 /（02）28233123‧28236031‧28236033
傳　　真 /（02）28272069
郵政劃撥 / 19346241
網　　址 / www.dah-jaan.com.tw
E－mail / service@dah-jaan.com.tw
登 記 證 / 北市建一字第227242
承 印 者 / 暉峰彩色印刷有限公司
裝　　訂 / 協億印製廠股份有限公司
排 版 者 / 順基國際有限公司
初版 1 刷 / 2004 年（民 93 年）6 月
　　　　　　　　　　　　　　　　定價 / 200 元

叢 書 主 編	周文泉	崔玉琴
叢 書 副 主 編	張　文	王玉琢
	楊　波	張　宏
	張存悌	劉　偉
	李　潔	崔彩虹
本 書 主 編	謝春娥	
本 書 副 主 編	張　廠	
本 書 編 委	王耀獻	魯　焰
	李　偉	
攝　　　影	祝　銳	林　玉
	蘇　涵	王　文
製　　　作	王文萍	范　穎
	李　斌	劉立克

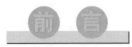

前言

　　食療是在中醫理論指導下經過千百年實踐形成的獨特的理論體系，被歷代醫家所推崇，爲歷代百姓所應用。在科學技術高度發達的今天，人們仍喜歡用食療來調整人體陰陽平衡，補充營養物質，達到防病治病的目的。因爲我國一年四季氣候變化較大，中醫學認爲，乾燥的氣候容易傷腎，偏熱偏寒的氣候容易傷心肺，多風的氣候容易傷肝，寒濕的氣候易傷脾胃，所以應根據氣候變化特點，擇時進行補益。但是，如何做到合理安排病人飲食，怎樣用藥食兩用的物品做成藥膳，則是擺在人們面前的難題。爲了滿足廣大讀者的願望，我們組織這方面的專家，編寫了「常見病藥膳調養叢書」。

　　這套叢書包括《脂肪肝四季飲食》、《高血壓四季飲食》、《慢性腎炎四季飲食》、《高脂血症四季飲食》、《慢性胃炎四季飲食》、《糖尿病四季飲食》、《癌症四季飲食》、《痛風四季飲食》、《肝炎四季飲食》、《肥胖症四季飲食》、《膽囊炎‧膽石症四季飲食》11個分冊。均由臨床經驗豐富的藥膳專家編寫、製作。這11種書不僅介紹了疾病的防治常識和四季飲食膳方。還詳細介紹了每款膳食的原料、製作方法、食用方法以及功效主治，並逐一用彩色圖片表示。從而突出了可操作性和有效性，可使讀者能够準確地使用補益類中藥，正確地製作防病膳食，安全地擇時應用，有利於强身保健。

　　人人需要健康，人人渴望健康，實現人人健康，重要的是要從自己做起，要養成健康的習慣，調整心態，平衡飲食，加强鍛鍊。願本書能爲您的健康提供幫助，成爲您生活中的朋友。

編著者

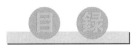

一、認識膽囊炎、膽石症

二、遠離膽囊炎、膽石症

三、膽囊炎、膽石症與飲食的關係

四、防治膽囊炎、膽石症的常用藥物

五、防治膽囊炎、膽石症的常用食物

六、膽囊炎‧膽石症四季食膳

春季飲食

夏季飲食

一 認識膽囊炎、膽石症

1 膽囊是何物

膽囊是一個附屬於肝外膽管的梨狀的膨出器官，長約 8 ~ 12 公分，寬爲 4 ~ 6 公分，其總容量爲 40 ~ 60 毫升可伸縮的囊狀物。正常狀態可儲存膽汁，發揮助消化的功能。

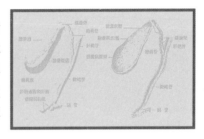

2 膽囊和膽汁有什麼功能

膽囊具有儲存、濃縮、收縮、分泌四大功能。

●**儲存**：膽囊可儲存膽汁約 40 ~ 60 毫升，當消化需要的時候，再由膽囊排出。同時又起到緩衝膽道壓力的作用。

●**濃縮**：肝臟每天産生 600 ~ 1200 毫升膽汁，膽囊可使膽汁濃縮 6 ~ 10 倍。

●**收縮**：由於食物或膽囊收縮素刺激，膽囊收縮，膽汁通過膽總管在瓦特氏壺腹部進入十二指腸，以助脂肪的消化和吸收，在排出膽汁的同時，也將膽道內的細菌與膽汁一起排出體外。

●**分泌**：膽囊壁可分泌 20 毫升稠厚黏液，起到保護膽囊黏膜和潤滑作用。膽汁是由肝臟分泌的，具有以下作用：

●膽汁可促進脂肪和脂溶性維生素 A、維生素 D、維生素 E、維生素 K 的吸收。

●可以促進腸道吸收鐵和鈣。

●膽汁可刺激小腸和大腸蠕動。

●膽鹽能抑制腸道內若干細菌生長——制止腸道發酵。

●另外膽汁是 pH 值為 7.4 的弱鹼性分泌物，可中和胃酸。避免胃酸對腸壁刺激，防止十二指腸潰瘍發生。

膽汁中與膽結石形成有主要關係的成分為膽固醇、膽汁酸、膽紅素及鈣鹽等。

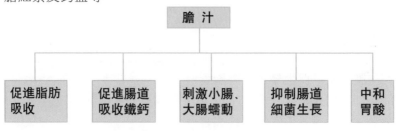

膽汁

| 促進脂肪吸收 | 促進腸道吸收鐵鈣 | 刺激小腸、大腸蠕動 | 抑制腸道細菌生長 | 中和胃酸 |

3 膽結石是怎樣形成的呢

正常情況下，膽囊不發生結石，因為在正常膽汁中，膽固醇、膽汁酸、卵磷脂成一定的比例，膽固醇保持溶解狀態（膠狀）而不被析出。但當三者比例失調，即膽固醇絕對或相對過飽和，形成膽固醇結晶，與黏蛋白聚集，生長成石。形成膽石的因素首先與飲食有關，如長期進食高蛋白、高脂肪、高熱量的膳食，造成膽汁中膽固醇過飽和，易引起膽固醇結石。相反，長期進食低蛋白、粗碳水化合物飲食，易引起膽色素類結石。

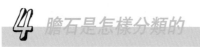

膽汁　——膽固醇過量→　顆粒狀結晶　——————→　膽結石

4 膽石是怎樣分類的

按膽石發生的部位分：
●肝膽管結石
●膽總管結石

●膽囊結石

按膽石成分分類：

●膽固醇結石：膽固醇含量90%以上，是純膽固醇結石。膽固醇含量 70% 以上，是以膽固醇為主的混合石。

●膽色素類結石：棕色結石（膽色素鈣結石）和黑色結石。

●罕見結石：碳酸鈣石，磷酸鈣石，脂肪酸鈣。

 什麼樣的人易患膽結石

據統計，有下面幾種生活習慣和類型的人易患膽結石。

●家族遺傳。

●肥胖。

●多次懷孕。

●中年婦女。

●嗜高膽固醇食物。

●喜嗜油膩和甜食。

●糖尿病或小腸疾病等引起。

 為什麼膽囊結石常伴有膽囊炎

膽汁進入膽囊，膽囊管是其「必經之路」，當膽囊有結石時，膽囊管易被阻塞，引起膽汁淤積、濃縮，並且刺激膽囊內黏膜使

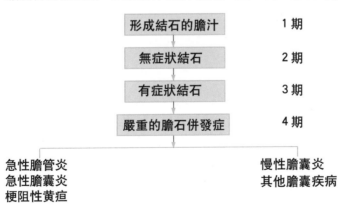

形成結石的膽汁	1 期
無症狀結石	2 期
有症狀結石	3 期
嚴重的膽石併發症	4 期

急性膽管炎　　　　　　　　　　慢性膽囊炎
急性膽囊炎　　　　　　　　　　其他膽囊疾病
梗阻性黃疸

之發生炎症。另外，因膽汁排泄受阻，膽囊脹大，膽囊血管受壓，引起膽囊缺血、抵抗力下降，發生細菌感染而導致膽囊炎。

 怎樣判斷是否得了急性膽囊炎

急性膽囊炎主要症狀爲右上腹持續性劇烈絞痛並陣發性加劇，多向右肩背部放射，常因進食油膩飲食而誘發，並伴噁心嘔吐，中等程度發熱（常在38℃以上），會有輕度黃疸。嚴重者會出現高熱以致休克。

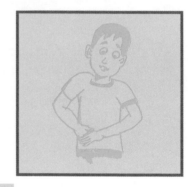

 慢性膽囊炎有何症狀

●慢性膽囊炎發作時的症狀與膽囊結石發作相似，腹脹，上腹或右上腹不適感，持續性鈍痛或右肩胛區疼痛、胃灼熱、噯氣、泛酸，並且上述症狀往往進油煎或多脂食物後加劇。

●病程長，病情過程有急性發作和緩解相交替的特點。急性發作時與急性膽囊炎症狀相同，緩解期有時無任何症狀。

●體徵可見膽囊區輕度壓痛和叩擊痛，但無反跳痛，有時會捫及腫大的膽囊，體溫正常或有低熱，急性發作時會有腹肌緊張，偶會出現黃疸。

 膽石症的臨床表現

膽石症的臨床表現與結石位置及大小有關。膽囊結石一般有右上腹悶脹不適，或呈現慢性膽囊炎症狀。約有半數左右病人無明顯症狀與體徵，稱爲隱性結石。膽管結石會因膽管阻塞而繼發急性膽管炎，出現腹痛、寒戰高熱與黃疸的典型症狀。腹痛與急性膽囊炎相似，並伴噁心嘔吐，隨後寒戰高熱，體溫可達40℃左

右，一般在發病 12 ~ 24 小時出現明顯黃疸，全身皮膚瘙癢，尿呈茶色。如結石移動、漂浮或被排出，症狀隨之緩解。

10 確診膽石症，可以做些什麼檢查呢

B超可列爲首選。因方法簡便、快速、價格低、無痛苦、診斷符合率高。第二可做口服膽囊造影，確定膽囊形狀，膽囊濃縮、收縮功能，結石大小、數目，結石的漂浮性、能否透 X 射綫，從而判斷是陽性石還是陰性石。

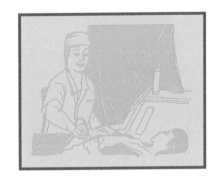

第三做膽囊CT，能判斷膽石性質，約20%X射綫透光石爲含鈣石。

11 膽結石病變對其他髒器有什麼影響

●膽結石會引起急性胰腺炎的發生，約占胰腺炎 20％ ~ 75％，約2/3膽總管和主胰管形成共同管道開口於十二指腸，如結石阻塞共同管道，使膽汁流入胰管，使胰酶 (主要是胰蛋白酶、胰脂肪酶、胰澱粉酶) 在胰腺内被激活而發生胰腺自身消化的化學性炎症。多呈上腹部持續性疼痛，常有束帶狀牽引痛，噁心嘔吐，發熱等症狀，血尿澱粉酶升高。

●膽汁返流，會引起返流性胃炎與食管炎，或造成膽源性腹瀉及便秘。

●膽石症還會誘發心臟早搏、房室傳導阻滯、陣發性房速、房撲及房顫等，也可能引起心絞痛並引起T波平坦、倒置。這稱爲膽心綜合徵。

●因梗阻性黃疸伴膽道感染，細菌內毒素有强烈的收縮腎血管作用，而致急性功能不全。

1 膽石症怎樣治療

　　一般來說，大多數無症狀膽石症無需治療，因爲它們變成有症狀的可能性較小。據報導，從無症狀膽石到有症狀膽石的轉變速率每年不超過 1％～2％。但如果經常食入高脂飲食，就容易使膽囊中的膽石阻塞膽管，誘發膽囊急性發炎，嚴重時應行外科手術。因此，平時應注意飲食調養，積極治療容易引起膽結石的原發疾病。

2 預防膽囊炎、膽石症，應遠離下列物質和情況

　　●長期高蛋白、高脂肪、高熱量膳食使體內膽固醇增加或肝臟合成膽固醇量增多，造成膽汁中膽固醇過飽和。

　　●不能按時進餐，如長期不吃早餐、長期禁食或靜脈內營養、迅速減肥等，膽汁不能排空而淤滯，在膽囊內潴留時間過長。

　　●某些腸道疾病，如短腸綜合徵、高位小腸瘻、慢性腹瀉等，由於喪失了膽鹽，也使膽固醇處於相對過飽和狀態。

　　●膽道感染，膽囊壁發炎，其收縮功能減退。

　　●某些溶血性疾病或肝硬變時也可能導致膽囊結石。

　　●由於妊娠引起的膽汁淤滯，神經系統平衡失調，也會引起膽囊結石。

　　●某些藥物如降脂藥，影響膽汁代謝，增加成石膽汁及膽石的發生率。

3 女性是否比男性更易患膽結石

由於女性分泌的雌激素比男性多，雌激素一會影響脂質代謝，使膽固醇呈過飽和狀態。二會使膽囊平滑肌收縮遲緩，導致膽汁淤積，使膽固醇與黏蛋白結合，產生膽結石。因此，女性尤其是在雌激素分泌旺盛的時期，應盡量調整好機體狀態，減少高脂飲食的攝入。

4 減肥會使人得膽結石的可能性增大嗎

減肥經常空腹，導致膽汁分泌減少，使膽汁酸含量下降，使膽固醇呈過飽和狀態，此外，空腹時膽囊收縮減少，膽汁淤積，膽固醇與黏蛋白結合，會導致膽結石的產生。

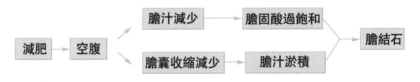

5 怎樣預防膽囊炎、膽結石的發生

●一日三餐有規律的進食，是預防膽結石的最好方法。

●營養物質比例合適，並適當限制飲食中脂肪和膽固醇的含量。

●講究衛生，防止腸道蛔蟲的感染; 積極治療腸蛔蟲症和膽道蛔蟲症。

●保持膽囊的收縮功能，防止膽汁長期淤滯。如長期禁食的病人，可定期使用膽囊收縮素。

●積極治療原發病。

三 膽囊炎、膽石症與飲食的關係

1 膽石症的日常飲食應注意什麼

●適當限制脂肪及含膽固醇多的食品的攝入，尤其避免吃肥肉、鷄皮、猪油、動物內臟。

●平時以清淡易消化的食物爲主，如豆製品、豆類、各種蔬菜，忌食油炸、煎的食物，忌飲酒及刺激性食品、調料品。

●飲食有規律，宜定食定量，少吃多餐，不宜過飽，以促進膽囊的收縮與排空。

2 膽石症病人需禁食鷄蛋嗎

鷄蛋中膽固醇的含量的確很高，膽石症患者不宜多吃，但並非禁食，關鍵是鷄蛋的烹飪方法。進食油煎、油炸蛋後，會刺激十二指腸和空腸黏膜釋放膽囊收縮素，會使膽囊強烈收縮，使漂流在膽汁中或膽囊底部的結石隨膽囊收縮移動至狹窄的膽囊頸部，致使膽囊內壓力增加，從而引起劇烈的膽絞痛，故不能吃。而白煮蛋、炖蛋、蛋花湯既安全，又能保證營養，是可以吃的。

3 膽石症病人應限制高膽固醇食物

膽固醇含量最高的是動物的腦、蛋黃和魚子；其次是動物內臟、猪頭肉；軟體動物如螺、貝、烏賊等，牛羊肉、奶酪、海鮮也有較多的膽固醇；而瘦肉、魚肉、鷄鴨肉中的膽固醇含量較少。患有膽囊炎、膽石症的病人應盡量減少膽固醇含量高的食物的攝入，應吃膽固醇含量少的食品。

膽囊炎、膽石症病人應吃低脂飲食

●過多的脂肪易引起肥胖，而肥胖者的確易患膽結石。對於肥胖者而言，減肥是預防和治療膽結石的重要方法，尤其要少吃油煎、油炸的食物，同時選用低（脫）脂奶、瘦肉以避免脂肪過多。

●在限制脂肪攝取時，特別要小心控制飽和脂肪的量，因為飽和脂肪會促進體內膽固醇的合成，使膽結石更加嚴重。因此，要減少動物性脂肪的攝取，去皮，去油脂的瘦肉是較好的選擇，同時要注意選擇烹調用油，椰子油、棕櫚油是飽和脂肪高的油，盡量不要使用。

 膽結石病人應吃纖維含量高的食物

膽汁的主要成分是膽酸，而肝臟製造膽酸的原料是膽固醇。蔬菜、水果、全穀類和全豆類等食物中所含的高量纖維質，可以在膽道內吸附膽酸（膽汁的主要成分），而使之隨糞便排泄。

當這些原本會再被小腸回收利用的膽酸被排泄掉時，肝臟會利用血液中的膽固醇製造新的膽酸，於是體內的膽固酸含量會降低，連帶的使可能溶於膽汁中的膽固醇減少，於是使膽結石的發生率降低。

但是，應當注意的是，若是膽結石已經造成不適，則應避免食用易脹氣的食品，如干豆類、洋蔥、甘薯、蘿蔔等，以免使症狀加劇。

 膽石症病人只能吃素，不能吃葷了，是嗎

也不完全是，只吃素，不吃葷也不行，因為少量的脂肪食物能刺激膽囊收縮，有利於膽囊排空。可以吃瘦豬肉、雞鴨吃肉不吃皮，江河裏的淡水魚（帶鱗的魚），像鯽魚、胖頭魚、草魚等。

長期不進早餐或迅速減肥，容易患膽石症，此話對嗎

因爲空腹時膽汁分泌減少，而膽汁中，膽汁酸的含量不變，膽固醇含量相對過高，此外，空腹時膽囊没有排空，長時間膽汁在膽囊内淤積也是發生結石的一個原因。肥胖者的膽汁，其膽固醇常超飽和，而迅速減肥又造成空腹，也易引起膽固醇結石。

 維生素對膽石症有幫助

據報導，維生素A和維生素E對於預防和治療膽石症有一定程度的幫助，因此，應多吃富含維生素A的綠色蔬菜，同時，應補充維生素E，此外，維生素C可以保護維生素E不被破壞，所以，也要適量補充維生素C。建議膽石症病人應在醫生指導下，適量補充維生素類藥物。

 春季食療原則

春季，《内經》謂之「發陳」之季。陽氣生發，氣溫轉暖，萬物生長。人與自然相應，少陽之氣亦春生。故飲食當固養初生之陽氣。食療藥膳的原則是補肝爲主。忌過食寒冷、黏滯、肥膩之物，防寒涼太膩滯傷脾而損及初生之陽。食療藥膳多選用猪肝羹，炒羊肝等。

10 夏季食療原則

夏季，驕陽似火，天陽下濟。在人體則陽氣趨於外，腠理疏鬆，汁出較多。故食物應以清心爲主，可選用綠豆、豆腐、鴨肉、小麥等清暑熱，益心氣之品。並多食時令蔬菜瓜果，如芹菜、白蘿蔔、雍菜、莧菜、梅子、西瓜等。

總之，夏季飲食當以清淡易消化爲宜。雖天氣炎熱，也切忌不可過食生冷，免寒涼傷陽，也不宜油膩厚味，防助熱發癰。

11 秋季食療原則

秋季，氣候蕭條，燥令司天，到處一派乾燥景象。對人體則易傷津耗液，劫損肺陰，出現口鼻、咽喉、皮膚乾燥等症。可見，秋季飲食調理當以滋陰潤燥爲主。因此，《飲膳正要》中有「秋氣燥，宜食麻以潤其燥」之論。即多食柔潤之品，如芝麻、蜂蜜、梨、甘蔗、乳品等。藥膳應選山藥、薏苡仁、黨參、白朮、茯苓等健脾祛濕之品。少食辛辣溫燥之物，如辣椒，大蒜等。

總之，食療藥膳重在養肺陰、潤肺燥。如民間常用的百合煲豬骨頭湯。

12 冬季食療原則

冬季，天寒地凍，萬物收藏，人體需足够的熱能方可維持正常體溫。而寒爲冬之主氣，在臟屬腎。寒爲陰邪，易傷陽氣。腎爲元陽，爲一身陽氣之根本。故冬季食療藥膳重在散寒邪，補腎陽。宜多食豬肉、鷄肉、鴨肉、鯉魚、甲魚、鷄蛋、核桃仁、龍眼肉等食物，爲補益元陽，散寒溫中，還應常食溫性的熱粥。忌食生冷、油膩之物，防陽傷而生寒。

總之，不論是體質不虛之常人，還是素體虛弱之患者，均可根據自己的身體狀況，選擇適宜的食物和藥膳。一般前者可專以食補爲主，意在增強體力；後者還應調理氣血陰陽，在食補的基礎上配合相應的藥物，故選擇藥膳更佳。常用的食療藥膳方，如山藥枸杞炖鱉湯、歸參炖母鷄等。

四　防治膽囊炎、膽石症的常用藥物

　　中醫認爲膽石是由於外感六淫，内傷七情，飲食不節及蟲積等導致肝氣鬱結、氣滯血瘀及膽腑不通，致使膽汁排泄不暢，壅阻結聚而成膽石。

　　有實驗觀察發現，某些中藥具有使膽汁分泌增加、膽囊收縮、奧狄氏括約肌舒張等作用，從而使膽道結石有利於排出。常用的藥物有以下所列。

1 金錢草

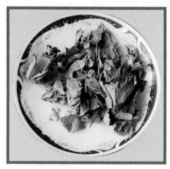

　　性味歸經：甘、鹹、微寒。歸肝、膽、腎、膀胱經。

　　功能主治：清利濕熱。通淋，消腫。用於熱淋、沙淋，肝膽結石，尿路結石。

2 鷄内金

　　性味歸經：甘、平。歸脾、胃、小腸、膀胱經。

　　功能主治：健胃消食，澀精止遺。用於食積不消，嘔吐瀉痢，小兒疳積，遺尿，遺精。

3 蒲公英

　　性味歸經：味苦、甘，性寒。歸肝、胃經。

　　功能主治：清熱解毒，消腫散結，利尿通淋。用於疔瘡腫毒，濕熱黃疸，熱淋澀痛。

4 茵 陳

性味歸經：味苦、辛，性微寒。歸脾、胃、肝、膽經。

功能主治：清濕熱，退黃疸。用於黃疸濕瘡、保肝護肝。

5 鬱 金

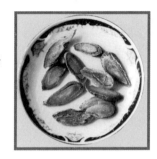

性味歸經：味辛、苦，性寒。歸肝、膽、心經。

功能主治：行氣化痰，清心解鬱，利膽退黃、用於胸腹脹痛、熱病神昏、黃疸尿赤。

6 梔 子

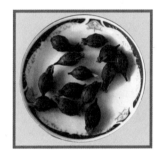

性味歸經：味苦，性寒。歸心、肝、肺、胃、三焦經。

功能主治：瀉火除煩，清熱利尿，涼血解毒。用於熱病心煩、黃疸尿赤、血熱證。

7 小紅豆

性味歸經：味甘、酸、性平。

功能主治：利水消腫，解毒排膿。用於水腫脹滿、黃疸尿赤、風濕熱痹。

8 陳 皮

性味歸經：味苦、辛，性溫。入脾、肺經。

功能主治：理氣健脾，燥濕化痰。用於胸腹脹滿、食少吐瀉、咳嗽痰多。

9 黃芩

性味歸經：味苦，性寒。歸肺、胃、膽、大腸經。

功能主治：清熱燥濕，瀉火解毒，止血，安胎。用於濕熱痞滿嘔噁，黃疸，瀉痢等。

10 枳殼

性味歸經：味苦、辛，性微寒。歸脾、胃、大腸經。

功能主治：理氣寬中，行滯消脹。用於胸脇氣滯，脹滿疼痛，食積不化。

11 柴胡

性味歸經：味苦、性寒。歸肝、膽經。

功能主治：退熱，舒肝。用於外感發熱，胸脇脹痛等。

12 木香

性味歸經：味辛、甘，性溫。歸脾、胃、大腸、膽、三焦經。

功能主治：行氣止痛，健脾消食。用於胸脘脹痛，食積不消，瀉痢後重等。

13 薏苡仁

性味歸經: 味甘淡，性微寒。歸脾、肺、胃之經。

功能主治: 利水滲濕，健脾，除痹，清熱排膿。含有蛋白質、脂肪、碳水化物、少量維生素 B_1。還含有氨基酸、薏苡酯、三萜化合物等成分。功用有健脾、利濕、降脂等。

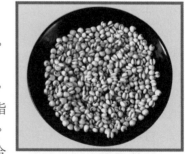

14 丹　參

性味歸經：味苦，性微溫。歸心，肝經。

功能主治：活血袪瘀，涼血消癰，養血安神。含丹參酮、異丹參酮、異隱丹參酮、維生素 E 等成分。有活血化瘀，降脂減肥，安神寧心之功效。

15 山　楂

性味歸經：味酸、甘，性微溫，歸脾、胃、肝經。

功能主治：消食化積，活血散瘀。含酒石酸、檸檬酸、山楂酸、黃酮類、糖類及甙類，還含有皂甙、維生素 C、蛋白質及脂肪等成分。有消食積，散瘀血，降脂，降膽固醇等作用。

注意：脾胃虛弱者慎服。

16 當　歸

性味歸經：味甘，辛，性溫，歸心、肝、脾經。

功能主治：補血，活血，止血，潤腸。含有蔗糖、維生素 B_1、維生素 A 等物質，還含有棕櫚酸、硬脂酸、肉豆蔻酸及不飽和油酸、

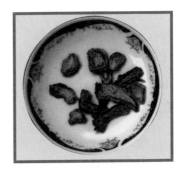

亞油酸、谷甾醇等成分。有補血活血，降膽固醇、化瘀等作用。

17 川　芎

性味歸經：味辛、性溫。歸肝、膽、心包經。

功能主治：活血行氣，袪風止痛。含有揮發油、生物鹼、酚性成分內酯類、阿魏酸等成分。有行氣開鬱，活血止痛，袪風燥濕，降脂減肥等作用。常用量 6～9 克，煎水服用。

風燥濕，降脂減肥等作用。常用量6～9克，煎水服用。

注意：陰虛火旺，上盛下虛及氣弱者忌服。

18 女貞子

性味歸經：味苦、甘，性涼。歸肝、腎經。

功能主治：補益肝腎，清熱明目。含有齊墩果酸、甘露醇、葡萄糖、棕櫚酸、硬脂酸、油酸、亞油酸等成分。有補肝腎，強腰膝，降脂減肥等作用。常用量6～12克，煎水服用。

注意：脾胃虛寒泄瀉及陽虛者忌服。

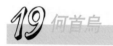

19 何首烏

性味歸經：味苦甘澀，性微溫。歸肝、腎經。

功能主治：補益精血，潤腸通便。何首烏含有蒽醌類，主要爲大黃酚和大黃素，另含澱粉、粗脂肪，卵磷脂等成分。有補肝、益腎、養血、祛風，以及降血糖、降血脂、減脂肪的作用。常用量12～30克，煎水服用。

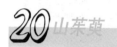

20 山茱萸

性味歸經：味酸，微溫。歸肝、腎經。

功能主治：補益肝腎，收斂固澀。山茱萸含有山茱萸甙、皂甙、鞣質、熊果酸、沒食子酸、蘋果酸、酒石酸及維生素A等成分。有補肝腎，澀精氣，固虛脫，降血脂，減脂肪等作用。常用量6～12克，煎水服用。

注意：凡命門火熾，強陽不痿，素有濕熱，小便淋澀者忌服。

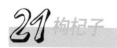

21 枸杞子

性味歸經：味甘，平。歸肝、腎、肺經。

功能主治：滋補肝腎，明目，潤肺。枸杞子含有胡蘿蔔素、硫胺素、核黃素、菸酸、抗壞血酸，另含β-穀甾醇、亞油酸等成分。有滋腎、潤肺、補肝、明目、降脂等作用。常用量8～20克，煎水服用。

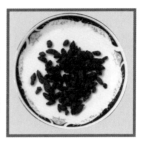

注意：外邪實熱、脾虛有濕及泄瀉者忌服。

22 靈芝草

性味歸經：味甘，平。

功能主治：靈芝草含有麥角甾醇、有機酸、氨基葡萄糖、多糖類、樹脂、甘露醇等成分。赤靈芝含樹脂、脂肪酸，生物

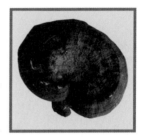

鹼、內脂、香豆精、水溶性蛋白質和多種酶等。有治虛勞、消化不良、降血脂、調整免疫功能等作用。常用量9～15克，焙乾研末服用。

23 綠 豆

性味歸經：味甘，性寒，歸肺、胃大腸經。

功能主治：清熱解毒，止渴利尿，降脂減肥。

24 青 皮

性味歸經：味苦、辛，微溫。歸肝、膽經。

功能主治：疏肝破氣，散結消痰。治胸脇胃脘疼痛，疝氣，食積，乳腫，乳核，久瘧癖塊。本品能促進膽汁分泌，具有利膽作用。

禁忌：本品破氣力強，易損人真氣，凡氣虛多汗者慎服。

25 玉米鬚

性味歸經：味甘，性平。入腎經。

功能主治：利尿、泄熱、平肝、利膽。治腎炎水腫，腳氣，黃疸肝炎，高血壓，膽囊炎，膽結石，糖尿病。吐血衄血。本品能促進膽囊收縮，有顯著增加膽汁分泌和排泄的作用。利尿，並能增加氧化物的排泄。能增加血中凝血酶的含量，提高血小板數，促進血液凝固。有降壓，降血糖作用。

26 玫瑰花

性味歸經：味甘微苦，性溫。入肝、脾經。

功能主治：理氣解鬱，和血散瘀。治肝胃氣痛，新久風痹，吐血咯血，月經不調、赤白帶下，痢疾，乳癰，腫毒。本品適用於肝鬱氣滯血瘀者，尤宜於女性患者。

禁忌：本品忌用於陰虛火旺者。

27 車前子

性味歸經：味甘，性寒。歸腎、肝、肺經。

功能主治：利尿通淋，滲濕止瀉。本品能清熱利尿，增加膽汁分泌和排泄的作用。常用量為10～15克，應包上紗布煎服。

28 生麥芽

性味歸經：味甘，性平。歸脾、胃、肝經。

功能主治：消食健胃。本品能疏肝解鬱，幫助消化，治療肝胃不和之脇痛，有利膽作用。

29 萊菔子

性味歸經：味甘、辛，性平，歸脾、胃、肺經。

功能主治: 消食除脹，降氣化痰。本品可治食積氣滯所致脘腹脹滿，利於膽汁分泌。

30 山 藥

性味歸經：味甘，性平。歸脾、肺、腎經。

功能主治: 益氣養陰，補脾益腎。本品適用於膽石症見脾虛食少，體倦便溏等症。

31 黨 參

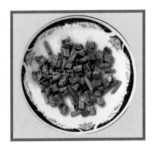

性味歸經：味甘，性平。歸脾、肺經。

功能主治: 益氣，生津，養血。黨參能補中益氣，可緩解膽囊炎、膽石症患者氣津兩傷之證。

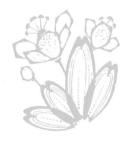

五　防治膽囊炎、膽石症的常用食物

1　金針菜

性味歸經：味甘，性涼。

功能主治：寬胸膈、利濕熱，治小便赤澀，黃疸，胸膈煩熱，夜少安寐，痔瘡便血。

禁忌：脾胃虛寒者禁用。

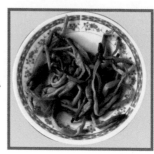

2　芹　菜

性味歸經：味甘、苦，性涼，歸肝、胃經。

功能主治：平肝清熱，袪風利濕。降脂降壓減肥等。現代研究證明：芹菜具有降低膽固醇並加速脂肪分解的作用。

3　蘿　蔔

性味歸經：味甘、辛，性涼，歸肺、胃經。

功能主治：健脾消食，止咳化痰，利尿通便，降脂減肥。現代研究證明：蘿蔔中含有促進脂肪代謝的物質，可治療飲食積滯或進食過飽而引起的胸悶、腹脹、脇痛等症。

4　蘑　菇

性味歸經：味甘，性平。

功能主治：補中益氣，化痰理氣。用於體虛納少，痰多腹

脹，胸膈悶滿。

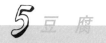

5 豆腐

性味歸經：味甘，鹹，性涼，無毒。入脾胃大腸經。

功能主治：益氣和中，生津潤燥，清熱解毒，涼血止痛。主治肺熱咳嗽，便秘，吐血，崩漏，水腫，消渴，目赤腫痛，休息痢，杖瘡青腫及乳汁不足，水土不服。可解硫磺燒酒毒。

禁忌：痛風和血尿酸濃度增高的患者，應慎用本品，胃寒腹瀉，脹滿者，或腎虛有遺精者，不宜多食。

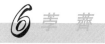

6 荸薺

性味歸經：味甘，性寒，無毒。入肺、胃經。

功能主治：清熱化痰消積。主治溫病消渴，黃疸，熱淋，痞積，目赤，咽喉腫痛，贅疣。

禁忌：虛寒及血虛者慎服。

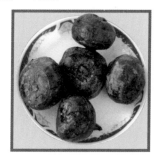

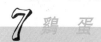

7 鷄蛋

性味歸經：味甘，性平。

功能主治：滋陰潤燥，養血安胎，補虛。適合於各種虛證。

注意：膽囊炎、膽石症患者不能吃油煎鷄蛋，可蒸、煮或打成鷄蛋花湯。

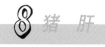

8 猪肝

性味歸經：味甘，苦，性溫。入肝經。

功能主治：補肝養血明目。主治血虛萎黃，夜盲，目赤，浮腫，腳氣。用於膽石症見脇痛、肝血不足型。

注意：豬肝含有較高的膽固醇，每次用量不宜過大。

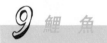
9 鯉魚

性味歸經：味甘、性平。入脾、腎經。

功能主治：利水、消腫、下氣、通乳。治水腫脹滿，脚氣，黃疸，咳嗽氣逆，乳汁不通。本品主要用於膽囊結石症患者的膳食治療，可調整免疫功能。

用法用量：蒸、煮或熬湯。

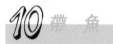
10 帶魚

性味歸經：味甘，性温

功能主治：各種虛損，氣血不足，皮膚乾燥。本品能改善肝膽不適症狀，具有消炎利膽作用。

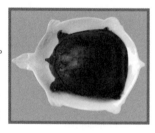
11 甲魚

性味歸經：味鹹、性平。入肝、脾經。

功能主治：養陰清熱，平肝熄風，軟堅散結。治勞熱骨蒸。陰虛風動，勞瘧瘧母，症瘕痃癖，經閉經漏，小兒驚癇。

禁忌：脾胃陽衰，食減便溏或孕婦慎服。

12 鴨

性味歸經：味甘、鹹，性微寒。

功能主治：滋陰養胃，利水消腫。本品對膽囊炎、膽石症患者虛勞羸瘦，食少腹脹者有效。

【附錄】

一、各種水產品食用時 配伍禁忌

鱔魚

1. 忌狗血、狗肉、豬肉。
2. 忌荊芥，同食令人吐血。
3. 青色鱔魚有毒，黃色無毒。有毒鱔魚一次吃 250 克，會致死。

龜肉

1. 忌酒、果、瓜、豬肉、莧菜。

鱉肉

1. 忌豬肉、兔肉、鴨肉、鴨蛋、雞蛋、莧菜。
2. 忌與薄荷同煮。

鯉魚

忌朱砂、狗肉、葵菜、豬肝。

螃蟹

1. 忌與柿子等含鞣酸食物同食。
2. 忌荊芥，同食令人抽筋。

牡蠣肉　忌與糖同食。

鯽魚

1. 忌芥菜，同食易發水腫。
2. 忌豬肝、鹿肉、豬肉、砂糖、山藥、厚朴、麥冬、甘草。

青魚

1. 忌用牛羊油煎炸。
2. 不可與荊芥、白朮、蒼朮同食。

鯰魚

1. 忌與牛肝同食。
2. 忌用牛羊油煎炸。
3. 不可與荊芥同用。

帶魚、平魚、銀魚、黃花魚

1. 禁用牛羊油煎炸。
2. 凡海味均禁甘草。

3. 反荊芥。

海鰻魚

不可與白果、甘草同食。

泥鰍　忌狗肉。

蝸牛　忌蝎子。

田螺　忌與香瓜、木耳、蛤蚧、冰糖、四環素同食。

海帶　忌與甘草同食。

蝦

1. 嚴禁同時服用大量維生素 C，否則，會生成三價砷，能致死。
2. 忌與狗肉、雞肉、豬肉、糖同食。

二、各種肉類食用時配伍 禁忌

豬肉

1. 忌與鵪鶉同食，同食令人面黑。
2. 忌與牛肉、馬肉、羊肝、鴿肉、鯽魚、蝦、龜、鱉同食，同食令人滯氣。
3. 忌與蕎麥同食，同食令人落毛髮。
4. 忌與菱角、黃豆、蕨菜、桔梗、烏梅、百合、巴豆、大黃、黃連、蒼朮同食。

豬腦髓

1. 若與酒、鹽同食，影響男子性功能。
2. 因其膽固醇含量為豬身之最，故高血壓、冠心病、腎炎、高血脂、動脈硬化等患者均應忌吃。

猪肝

1. 忌與蕎麥、黃豆、豆腐同食，同食發痼疾。
2. 忌與魚類同食，否則令人傷神，易生癰疽。
3. 忌與雀肉同食。

猪肺

忌與花菜同食，食則令人氣滯。

猪血

1. 忌黃豆，同食令人氣滯。
2. 忌地黃、何首烏。

猪油　忌與梅子同食。

牛肉

1. 不可與魚肉同烹調。
2. 不可與栗子、黍米、蜜同食。

牛肝　忌鮑魚。

羊肉

1. 不可與豆醬、蕎麥面、乳酪、梅干菜、紅豆同食。
2. 忌銅、丹砂。

羊心、羊肝

忌與生椒、梅、紅豆、苦筍同食。

狗肉

1. 忌與綠豆、杏仁、菱角、鯉魚、泥鰍、茶同食。
2. 反商陸。
3. 與蒜同食傷人元氣。

鷄肉

1. 老鷄鷄頭不能吃，因毒素滯留在腦細胞內，民間有「十年鷄頭勝砒霜」的説法。
2. 忌與糯米、芥末、菊花、胡蒜、鯉魚、狗肉、李子、鱉魚、蝦同食。

3. 不可與兔肉同食，同食令人泄瀉。

鴨肉

1. 反木耳、胡桃。
2. 不宜與鱉肉同食。

鵝肉　忌與鴨梨同食。

驢

1. 忌荊芥。
2. 忌與猪肉同食，否則易致腹瀉。

馬肉　忌與大米（粳米）、生薑、蒼耳同食。

鹿肉

忌與雉鷄、魚蝦同食。

兔肉

1. 忌與小白菜、鷄肉、水獺肉、芥末、橘皮同食。
2. 兔腦能催生、滑胎、孕婦忌服。

猫肉

1. 忌藜蘆。
2. 猫肉有傷胎之弊，孕婦忌服。

雀肉

1. 春夏不宜食，冬三月爲食雀季節。
2. 忌與猪肝、李子、白朮、白木耳同食。

鵪鶉肉　忌與猪肉、木耳同食。

雉鷄（野鷄）　忌與木耳、胡桃、蕎麥同食。

野鴨

不可與木耳、核桃、蕎麥同食。

鷓鴣肉　不可與竹筍同食。

水獺肉　不可與兔肉、柿子同食。

獐肉　忌與蝦、生菜、梅子、李子同食。

（六）膽囊炎、膽石症四季食譜

1 玫瑰花茶
春季飲食

【配料】乾玫瑰花瓣 10 克(6~8 朵)。

【作法】取乾玫瑰花瓣10克，放入茶壺或茶杯中，以 100℃ 開水沖入，蓋好蓋，10 分鐘後代茶飲用。

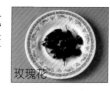
玫瑰花

【用法】日數次，可常服。

【功效】疏肝解鬱，利氣止痛。玫瑰花含有玫瑰油，能治肝胃氣痛，吐血咯血，緩解疼痛。

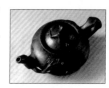

【主治】膽囊炎、膽石症等肝氣鬱結之脇痛。

【出處】《家常食物巧治病》

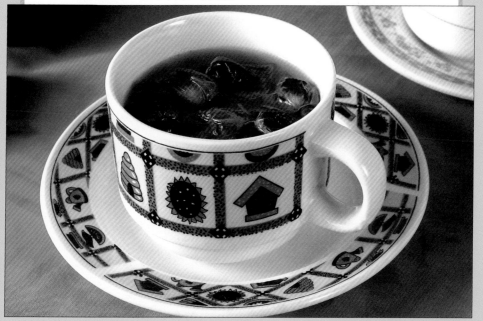

2 猪肝羹

【配料】猪肝1具，葱白3根，鷄蛋3個，淡豆豉10克。

【作法】先將淡豆豉煎汁去渣，再將猪肝去筋膜切成薄片，葱白洗淨去鬚，二者同放入豆豉汁中煮至肝熟，然後把鷄蛋打入碗中，攪勻，加入肝羹湯中煮開即可。

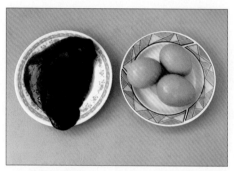

猪肝、鷄蛋

【用法】不拘時食之。

【功效】養陰止痛。

【主治】膽囊炎。膽石症等見脇痛之肝陰不足型。症狀有心煩，失眠，手足心熱，盗汗，口乾咽燥等。

【出處】《膽囊炎、膽石症防治100問》。

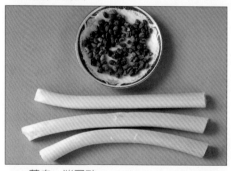

葱白、淡豆豉

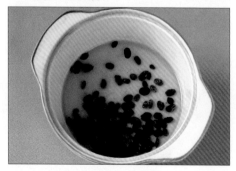

將淡豆豉放入沙鍋中，加適量水煎煮15分鐘。

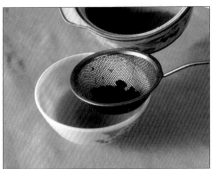

過濾，濾汁備用。

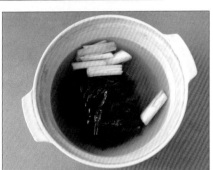

豬肝切薄片，
蔥白洗淨去鬚，切
段。將豬肝、蔥白
放入豆豉汁中煮20
分鐘左右，打入雞
蛋，煮開即可。

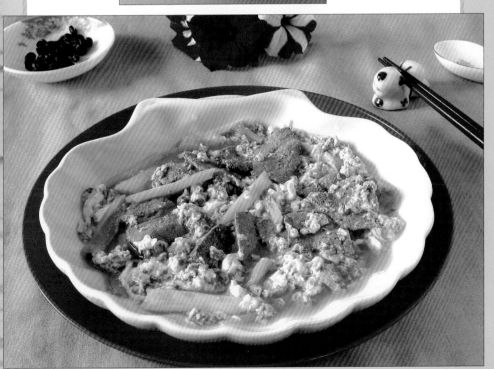

3 期 頤 餅

【配料】芡實180克，鷄內金90克，麵粉250克，白砂糖適量。

【作法】先將芡實用水淘去麩皮，曬乾，研爲細末過篩，再將鷄內金去淨糟粕之物，洗淨焙乾，然後放入盆內，浸以滾開水，半日許。再入芡實粉、白砂糖、麵粉，用所浸原水調和，做成小圓薄餅，烙成焦黃色。

【用法】不拘時食之。

【功效】理氣化痰，解鬱止痛。

【主治】膽囊炎、膽石症等見脇痛之痰氣鬱結型。症狀有惡心嘔吐，胸悶等。

【出處】《膽囊炎、膽石症防治100問》。

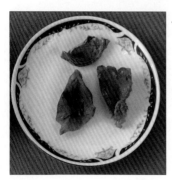

鷄內金

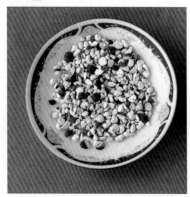

芡　實

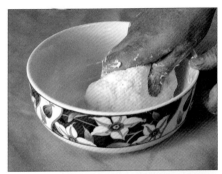

將芡實、雞內金洗淨，
焙乾，和麵。

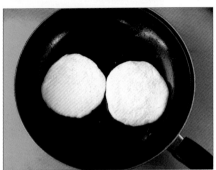

鍋中放入少許
油，油熱放餅，烙
至焦黃色，餅熟即
可。

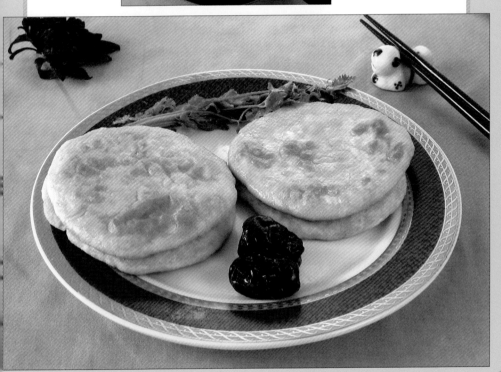

4 佛手柑飲

春季飲食

【配料】佛手柑 15 克（2～3 片），白糖適量。

【作法】上兩味共入壺中，以沸水加蓋浸泡 15 分鐘，取汁。

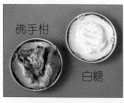

佛手柑

白糖

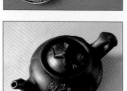

【用法】代茶飲用。

【功效】疏肝理氣。佛手柑可緩解胃痛，治療嘔吐，痰多喘咳，還能解酒。

【主治】膽囊炎、膽石症等之肝鬱氣滯型。症狀有脇肋脹痛，胸悶，脘腹脹痛。女性則月經不調，乳房脹痛等。

【出處】《膽囊炎、膽石症防治 100 問》。

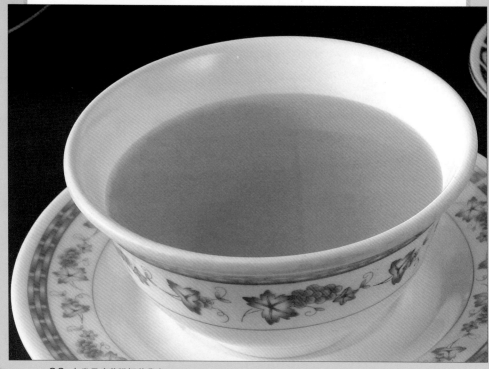

5 青皮麥芽飲

【配料】青皮10克（5~6片），生麥芽 30克（2匙）。

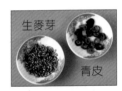

生麥芽

青皮

【作法】將上兩味加水適量，武火煮沸，改用文火熬30分鐘，停火，濾去藥渣即成。

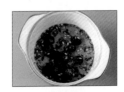

【用法】每日1次，療程不限。

【功效】疏肝理氣。青皮辛散溫通，可治療肝鬱胸脅脹痛，與麥芽同用，可增強消積化滯之功。

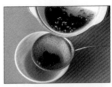

【主治】膽囊炎、膽石症、慢性肝炎等肝鬱氣滯見證者。

【出處】《家庭藥膳全書》。

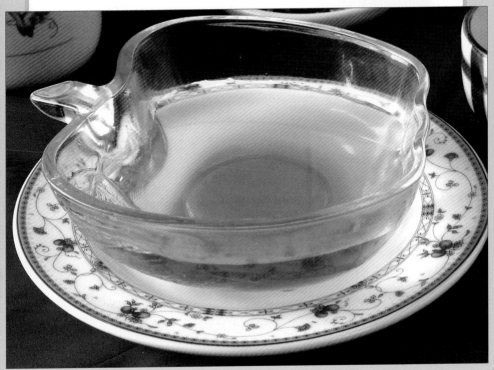

6 鯉魚小紅豆陳皮湯

【配料】鯉魚 1 條，小紅豆 120 克，陳皮 6 克。

【作法】將魚去鱗及內臟後洗淨，放入鍋內，加水適量，入
小紅豆、陳皮同煮，至爛熟成湯，去魚骨。

【用法】不拘時服之。

【功效】清化濕熱，利膽退黃。鯉魚、小紅豆能利水消腫，
陳皮具有調中、理氣、化濕作用。

【主治】急性膽囊炎、膽石症、或慢性膽囊炎急性發作，或
伴有黃疸、小便不利者。

【出處】《膽囊炎、膽石症防治 100 問》。

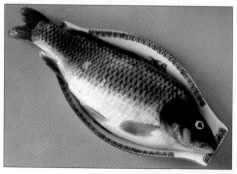

鯉魚含有豐富的蛋白質
和多種維生素、礦物質。具
有利水消腫的作用。

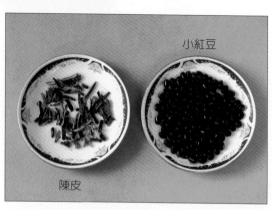

小紅豆

陳皮具有理氣調
中，燥濕化痰的作用
；小紅豆是治療水腫
的常用藥物。

陳皮

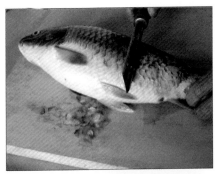

刮去魚鱗，洗去內臟，還要摘去腥綫，腥綫位於魚身兩側，對着魚鰓處。

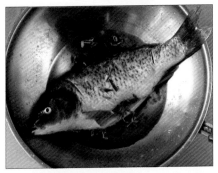

將鯉魚放入鍋中，加水、小紅豆、陳皮，熬煮至魚熟。

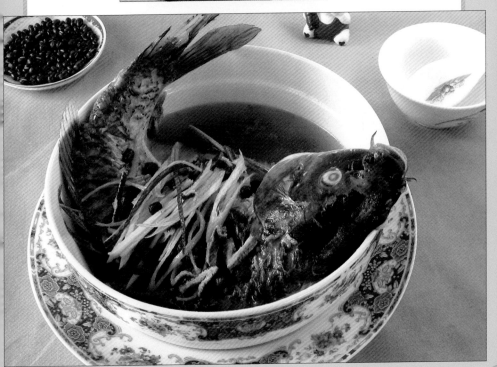

7 豆腐蘑菇銀耳湯

【配料】豆腐250克（半斤），銀耳50克（1兩），鮮蘑100克（2兩），食鹽、醬油、味精適量，香油少許。

【作法】將蘑菇、銀耳洗淨去根，豆腐切塊，加水適量，共煮30分鐘，至蘑菇爛熟，再入以上各種調料，繼煮片刻即可。

【用法】日服1次，連服半個月。

【功效】滋陰養血，補氣塡精。豆腐能益氣生津，清熱解毒。銀耳、蘑菇爲食用菌類，含有豐富的蛋白質，具有滋陰補氣，抗動脈硬化作用。

【主治】膽囊炎、膽石症、肝硬化、肝癌等見氣虛精虧證者。症狀有小便清長，夜尿多，形體消瘦，精神呆鈍，心悸氣短等。

【出處】《家常食物巧治病》。

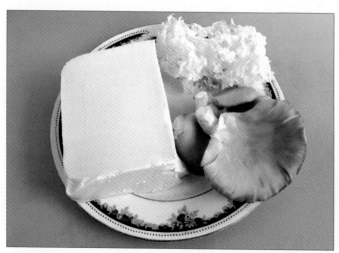

豆腐、銀耳、蘑菇

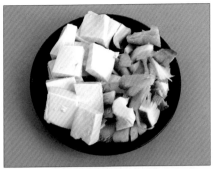

豆腐切塊，蘑菇、銀耳
洗淨去根，撕成小塊。

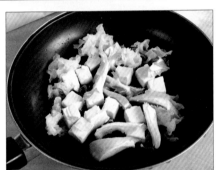

將豆腐、銀耳、
蘑菇放入鍋中，加
水適量。

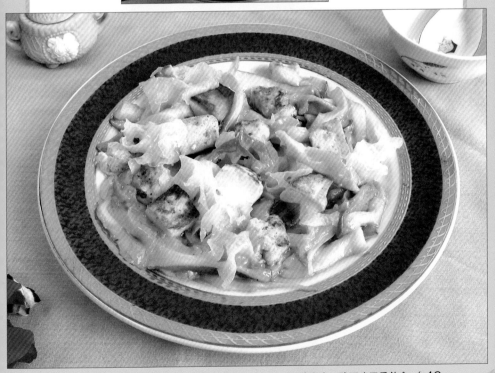

8 鬱金鴨

【配料】 嫩鴨半隻（約500克），鬱金10克，山楂10克，金針菜10克，料湯6克，胡椒粉2克，食鹽適量，味精少許。

【作法】 先將嫩鴨洗淨後剁成五六塊，用料酒、鹽、胡椒粉塗抹，後靜置2小時；鬱金泡軟洗淨，備用。把醃浸的鴨入蒸鍋，上放鬱金、山楂、金針菜，加水適量，調入食鹽，旺火蒸約90分鐘，鴨熟時調入味精。

【用法】 佐餐服食。

【功效】 疏肝理氣，清熱利濕。

【主治】 膽囊炎、膽石症、病毒性肝炎等見肝氣鬱滯證者。

【出處】《家常食物巧治病》。

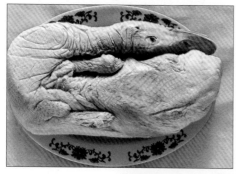

　　鴨肉具有滋陰養胃，利水消腫作用，性偏涼，體內有熱、有火的人適於吃鴨肉，如低熱、虛弱、便秘、水腫、盜汗、遺精、咽乾口渴等。

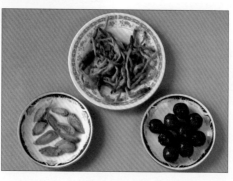

鬱金、金針菜、山楂

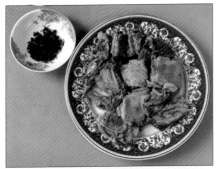

將鴨肉洗淨後剁成塊，用料酒、鹽、胡椒粉塗抹，放2小時。

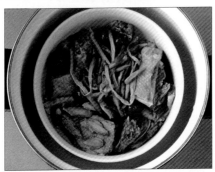

將腌好的鴨肉塊放入蒸鍋，鴨身上放鬱金、山楂、金針菜，加水適量，調入食鹽，蒸90分鐘。

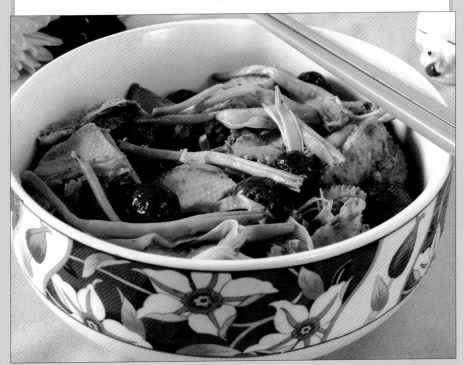

⑨ 番茄豆腐素湯麵

【配料】掛麵100克（2兩），番茄（中）1個，豆腐適量，
　　　　蔥薑適量。

【作法】將番茄洗淨，切成小塊，豆腐切小塊。鍋中放適量
　　　　水及蔥薑末，燒開，放入番茄、豆腐以及先已煮至
　　　　半熟的掛麵，煮至掛麵熟爲止，放少許麻油。

【用法】趁溫熱時食用。

【功效】番茄含有豐富的維生素，具有健脾開胃，生津止渴
　　　　作用。豆腐含有大量的蛋白質，具有益氣和中，解
　　　　毒消石作用。二者與掛麵共煮能使膽結石患者易於
　　　　消化，緩解結石。

【主治】膽結石。

【出處】民間驗方。

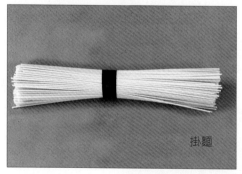

掛麵

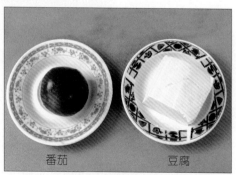

番茄　　　　豆腐

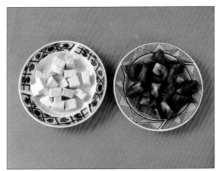

將番茄、豆腐切成小塊。

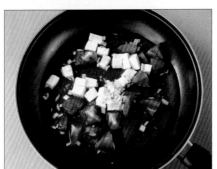

鍋中加適量水，加蔥薑末，燒開，放入番茄、豆腐，稍煮，再加入煮至半熟的掛麵，煮至麵條熟時為止。

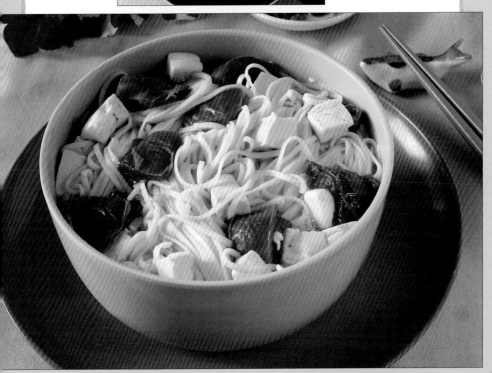

⑩ 蒸帶魚女貞子

【配料】 鮮帶魚500克（1斤），女貞子30～50克（2匙）。

【作法】 將帶魚洗淨，去內臟及頭腮，切斷，先蒸熟後，取上層之油與女貞子混合加水蒸之，20分鐘後取汁服用。

【用法】 每日或隔日1次，療程視病情而定。

【功效】 滋補肝腎。女貞子為木犀科植物女貞的果實，可治療頭暈、眼花、耳鳴、腰膝酸軟，鬚髮早白等。

【主治】 膽囊炎、膽石症、慢性肝炎等肝腎不足見證者。

【出處】 《家庭藥膳全書》。

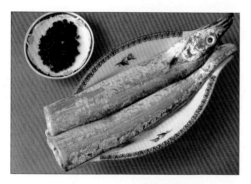

女貞子具有增强人體免疫功能的作用，可延緩衰老。

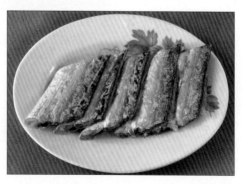

帶魚營養豐富，能補五臟，潤皮膚，治療各種虛損，氣血不足，皮膚乾燥。

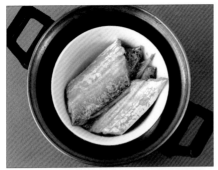

將洗淨切好的帶魚隔水蒸 15 ~ 20 分鐘。

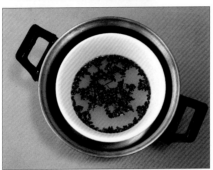

取蒸魚出的油倒入空碗中,加少量水,與女貞子一起繼續蒸 20 分鐘,取汁服用。

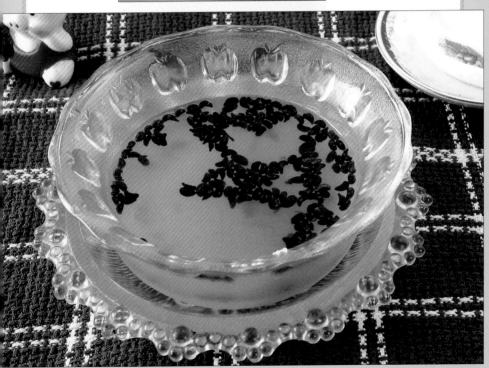

11 黃芪靈芝燉豬肉

【配料】黃芪 15 克，靈芝 9 克，豬瘦肉 100 克（2 兩）。

【作法】將豬肉切絲，與黃芪、靈芝加水適量同煮湯，去藥
渣調味後飲湯食肉。

【用法】每日 1 次，連服 10～15 天。

【功效】健脾化濕。黃芪、靈芝都為補益類中藥，服用後，
可增強人體免疫力，扶正祛邪，預防癌症。

【主治】膽囊炎、膽石症、慢性肝炎等脾虛濕困見證者。症
狀有不思飲食，脘腹脹滿，面目浮腫，口黏不爽，
大便溏瀉，小便不利等。

【出處】《家庭藥膳全書》。

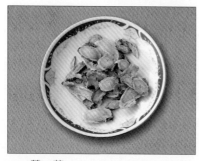

黃　芪

黃芪、靈芝均為常用的
補藥，具有補氣升陽、增強免
疫功能作用。

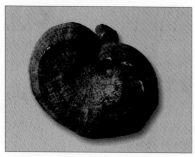

靈　芝

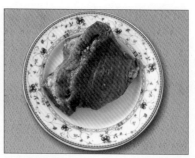

豬　肉

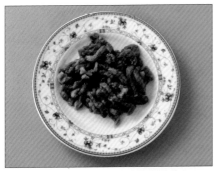

猪肉爲家庭常食的肉類，具有滋陰潤燥作用，可治療熱病傷津，燥咳便秘。

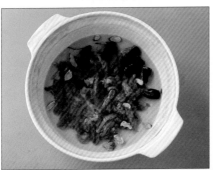

將猪肉絲、黄芪、靈芝放入沙鍋，加適量水，炖煮20分鐘。

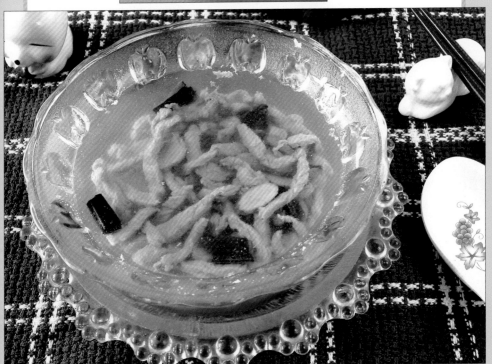

1 蒲公英粥

【配料】蒲公英30～45克(鮮品60～90克)，粳米30～60克。

【作法】將蒲公英洗淨切碎，加水200毫升，煎至100毫升，去渣取汁，放入粳米，再加水400毫升左右，同煮為稀粥。

【用法】溫熱服食，日1次。

【功效】清化濕熱，利膽退黃。蒲公英能清熱解毒，利濕通淋，對各種菌有抑制作用。還可保肝，利膽，利尿。全國各地均產。

【主治】膽囊炎、膽石症等。

【出處】《家庭藥膳全書》。

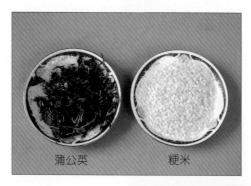

蒲公英　　　粳米

蒲公英是一種清熱解毒中藥，能抑制各種細菌。

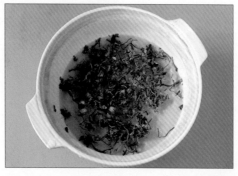

將蒲公英洗淨，放入沙鍋加水適量。

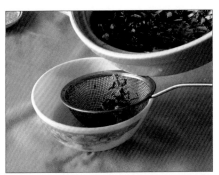

煎煮15～20分鐘，至藥液100毫升（半碗）。

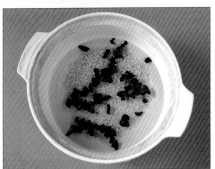

過濾，取濾液加水煮粳米，熬成稀粥。

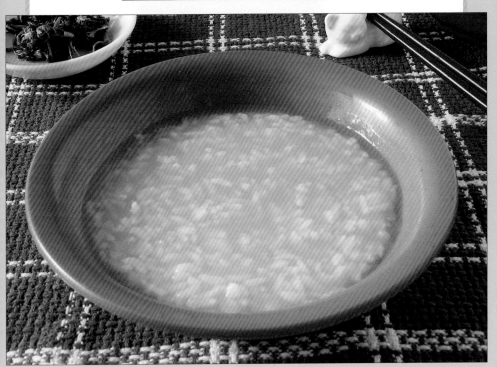

2 二豆茶

【配料】綠豆 30 克，小紅豆 30 克。

【作法】上兩味洗淨，同入鍋中，加水煎湯，加白糖適量。

【用法】代茶飲。

【功效】清化濕熱，利膽退黃。綠豆營養豐富，具有清熱解毒，利水明目作用。小紅豆能利水除濕，消腫排膿。

【主治】膽囊炎、膽石症等。

【出處】《食療便方治百病》。

【注意】綠豆性寒涼，脾胃虛寒，大便溏瀉者忌食，小紅豆利尿作用較大，久食易致津液不足。

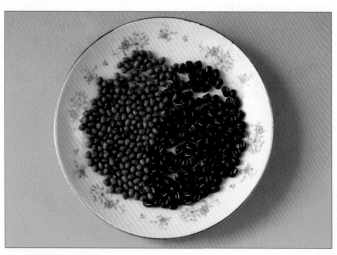

綠豆、小紅豆

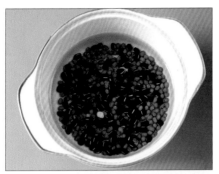

將綠豆、小紅豆洗淨，
放入鍋中，加水適量。

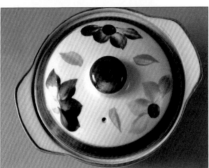

蓋蓋煎煮 30 分鐘。

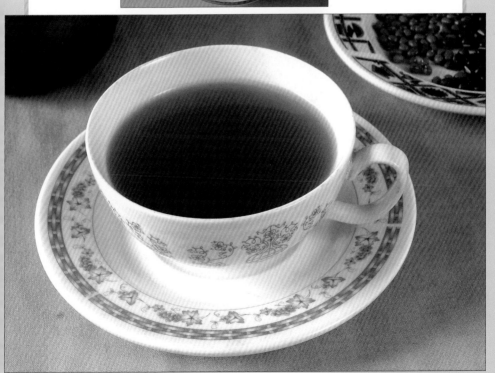

3 合歡花蒸猪肝

【配料】合歡花乾品 10 克（1 匙）或鮮品 20 克，新鮮猪肝
150 克（3 兩）。

【作法】將合歡花放沙鍋中加水煎煮，過濾，濾汁備用。猪
肝切片，加食鹽少許，入合歡花汁隔水蒸熟。

【用法】佐餐食之。

【功效】理氣補虛止痛。合歡花能解鬱安神，用於肝鬱氣
滯，心神不安，憂鬱失眠等。

【主治】膽囊炎、膽石症等見陰虛氣滯之脇痛。症狀見午後
潮熱，手足心熱，心煩失眠，盜汗，脇肋竄痛，脘
腹脹痛等。

【出處】《膽囊炎、膽石症防治 100 問》。

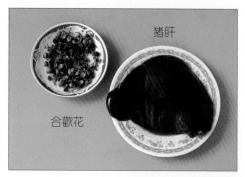

猪肝

合歡花

合歡為豆科植物合歡的
花，每年 6 月份花初開時採
收。具有安神解鬱，活血消
腫作用。

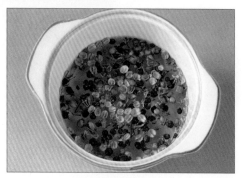

將合歡花放入沙
鍋中，加適量水煎煮
15～20 分鐘。

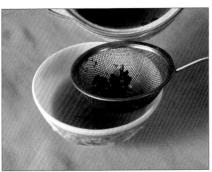

過濾，濾汁備用。

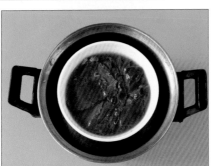

猪肝切片，放入合歡花汁中，隔水蒸至肝熟。

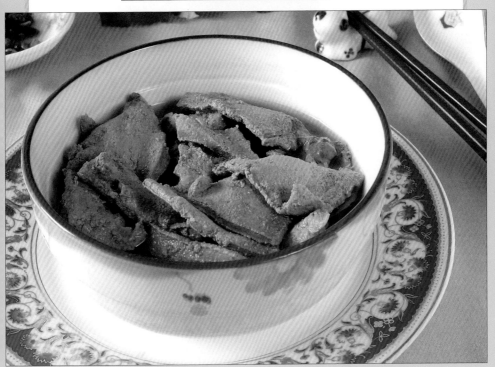

4 大金錢草粥

【配料】新鮮大金錢草60克（乾品30克），粳米50克，冰糖適量。

【作法】取金錢草洗淨切細，加水200毫升，煎至100毫升，去渣取汁，放入粳米、冰糖，再加水400毫升左右，同煮爲稀粥。

【用法】每日2次，稍溫服食。本粥需要堅持長期服用，才可奏效。

【功效】通淋排石，利膽退黃。

【主治】膽道結石和急性黃疸性肝炎，以及石淋、砂淋，包括膀胱結石、輸尿管結石、腎結石。

【出處】《家庭藥膳手册》。

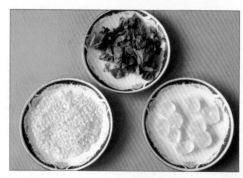

大金錢草、粳米、冰糖

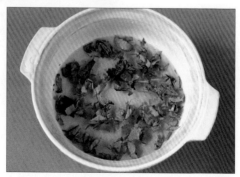

將大金錢草放入沙鍋中，加水適量，煎煮20分鐘。

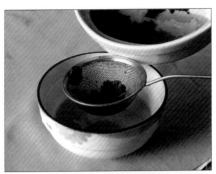

過濾，濾液備用。

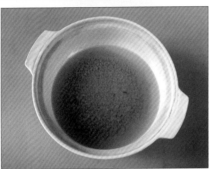

濾液加水，米放在水中，煮成稀粥。

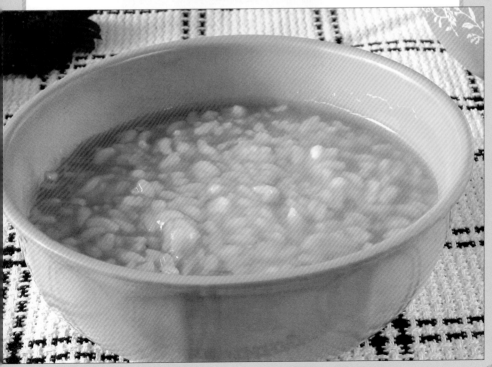

5 柳葉荸薺湯

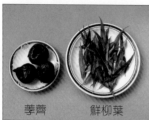

荸薺　　　鮮柳葉

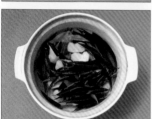

【配料】鮮柳葉6克，荸薺30克。

【作法】將荸薺洗淨削皮，與鮮柳葉
加水共煎煮，熟後去柳葉，
飲湯吃荸薺。

【用法】每日1次。

【功效】利膽退黃。

【主治】膽囊炎，膽石症等見黃疸者。

【出處】《食療妙方》。

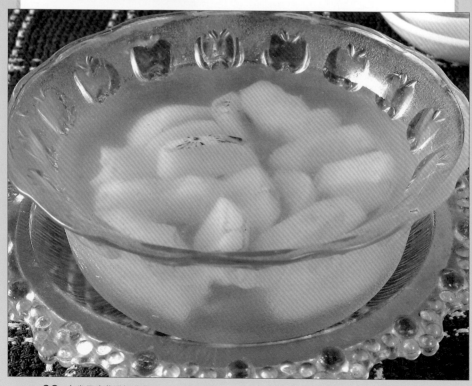

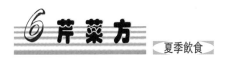

6 芹菜方

【配料】鮮芹菜100～150克，白蘿蔔100克，車前子15克，蜂蜜適量。

【作法】將車前子用紗布包好，芹菜切絲、白蘿蔔切塊，放入沙鍋中，加適量水煎煮，至蘿蔔熟時，過濾，濾液加蜂蜜炖沸後溫服。

【用法】每日1次，療程不限。

【功效】疏肝理氣。

【主治】膽囊炎、膽石症、慢性肝炎等肝鬱氣滯見證者。

【出處】《家庭藥膳全書》。

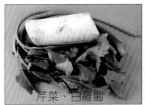

芹菜、白蘿蔔

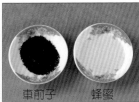

車前子　　蜂蜜

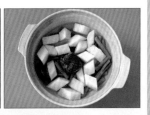

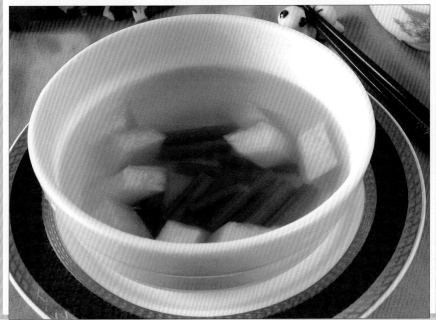

7 萵筍炒鷄丁

【配料】仔公鷄胸脯肉250克（半斤），萵筍50克（1兩），
枸杞子12克（1匙），澱粉、作料適量。

【作法】前兩味均切爲丁，鷄丁加精鹽、濕澱粉拌勻。將
醋、醬油、濕澱粉對成汁待用。枸杞子用溫水洗乾
淨晾涼。炒鍋置旺火上，下菜油燒至六成熟，下鷄
丁炒散，加料酒、萵筍炒勻，再烹入高湯炒勻，撒
入葱花、枸杞子炒勻起鍋入盤。

【用法】佐餐食，療程不限。

【功效】滋補肝腎。鷄肉可以溫中益氣，補精填髓，枸杞子
爲補益肝腎的常用滋補中藥，萵筍含有豐富維生素
和礦物質。三者合用，可緩解膽囊炎。

【主治】膽囊炎、膽石症、慢性肝炎等肝腎不足見證者。

【出處】《家庭藥膳全書》。

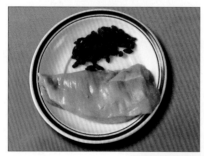

鷄脯肉、枸杞子

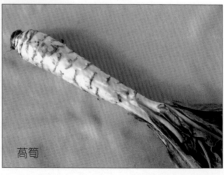

萵筍富含各
種維生素和礦物
質，具有較強的
利尿作用。

萵筍

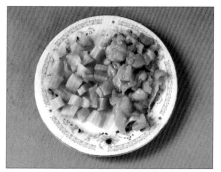

將雞肉、萵筍切成丁。

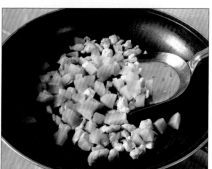

鍋中油燒熱，
下雞丁炒散，加料
酒、青筍炒勻。

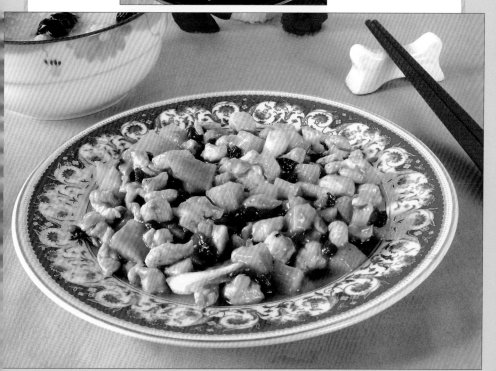

8 鷄內金粥

【配料】粳米 100 克（2 兩），鷄內金 5～6 克，白糖適量。

【作法】將鷄內金用文火炒至黃褐色，研爲細粉。先將粳米、白糖放入鍋中，加水 800 毫升，煮至米湯未稠時，放入鷄內金粉，再煮一沸（不宜久煮），視粥稠即成。

【用法】每早晚溫熱食。

【功效】健脾胃，消積滯，止遺尿、據報導，口服鷄內金後胃液分泌量、酸度及消化力增高，胃排空率大大加快。

【主治】膽道結石、泌尿系統結石以及飲食停滯、脘腹飽脹、消化不良、小兒疳積等。

【出處】《家庭藥膳手冊》。

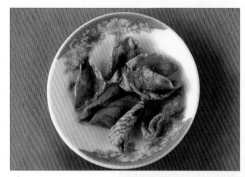

鷄內金可以健脾胃，消食積。

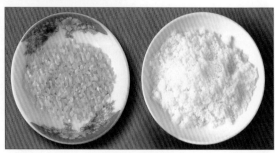

粳米、白糖

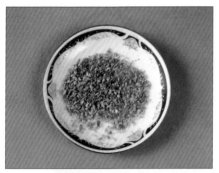

將雞內金研成末。雞內金為雞肫內皮，各中藥店有售，是消食積的要藥。

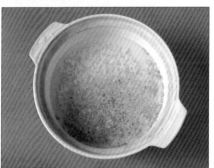

將淘洗乾淨的粳米、白糖放入沙鍋中，加適量水，煮至米湯未稠時。

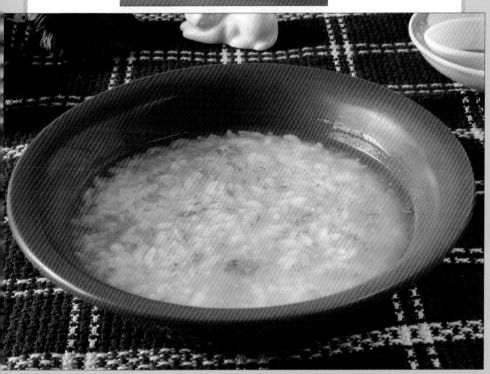

⑨ 佛手柑粥

【配料】佛手柑 2～3 片，粳米 50 克。

【作法】將從藥店買回的佛手柑洗淨，取2～3片放入沙鍋中，加適量水煎煮20分鐘，過濾，再加適量水煎煮20分鐘（連煎兩次），過濾去藥渣。將兩次煎出的藥液合併，放入淘洗好的粳米，煮粥，至米爛熟。

【用法】每日早晚分次服食，吃食可佐少量食糖或清淡小菜。

【功效】佛手柑味酸、苦，性溫，具有理氣化痰作用，與粳米一起共奏疏肝理氣、止痛和胃功效。

【主治】本方適宜於膽囊炎脅痛口苦、食慾不振患者。

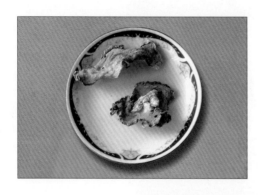

佛手柑能理氣化痰，對胃痛、肋脹、嘔吐、痰飲喘咳有作用。

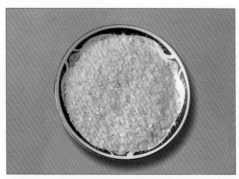

粳　米

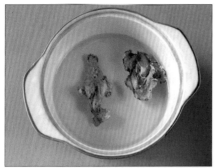

將佛手柑放入沙鍋中，
加適量水煎煮20分鐘。

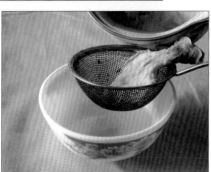

過濾，用濾液煮粥。

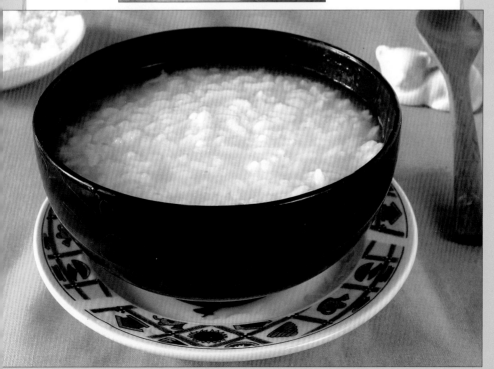

⑩ 小紅豆花生紅棗方

【配料】小紅豆60克，花生仁連衣30克，紅棗10枚，紅糖50克。

【作法】小紅豆、花生仁洗淨後放入沙鍋內，加水2000毫升，小火慢炖1個半小時，再放入紅棗、紅糖，繼續炖半小時，至食物酥爛，離火即可食用。

【用法】每次一小碗，每日分兩次。

【功效】健脾化濕。小紅豆利尿作用很好，花生營養豐富，能健脾和胃，紅棗可以補肝養血。

【主治】膽囊炎、膽石症、慢性肝炎等脾虛濕困見證者。

【出處】《家庭藥膳全書》。

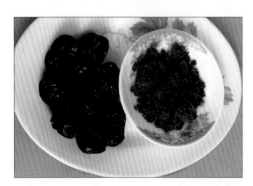

紅棗、紅糖

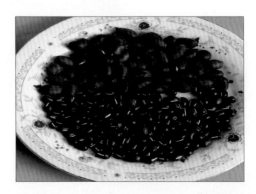

花生、小紅豆

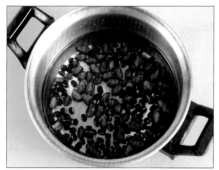

將小紅豆、花生仁連衣放入鍋中,加水,炖1個半小時。

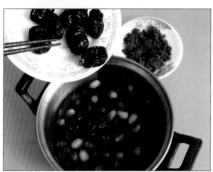

再加入紅棗、紅糖,繼續炖半小時。

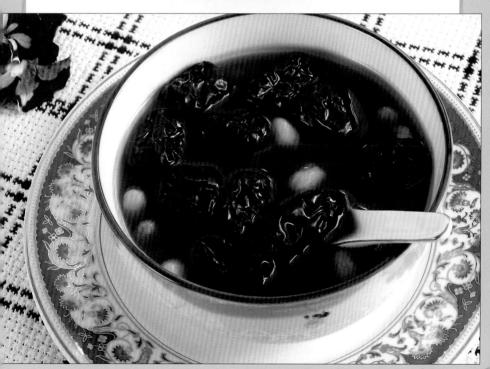

11 梔子鬱金茶

【配料】 玉米鬚鮮品60克，茵陳30克，梔子15克，廣鬱金15克。

【作法】 將上四味洗淨切斷，放入沙鍋中，加水適量，煎煮10分鐘，過濾。濾液備用；再用沙鍋煎煮一次，過濾，合併濾液並濃縮。

【用法】 代茶飲。

【功效】 理氣止痛，利膽退黃。

【主治】 膽囊炎、膽石症等。

【出處】《家庭藥膳全書》。

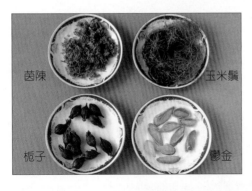

茵陳　玉米鬚
梔子　鬱金

梔子有利膽作用，能促進膽汁分泌，降低血中膽紅素，退黃疸。鬱金可抑制存在於膽囊中的大部分微生物。茵陳有顯著的利膽作用，在增加膽汁分泌的同時，還能增大膽汁中固體物的排泄量。玉米鬚隨處可見，有較强的利尿作用。

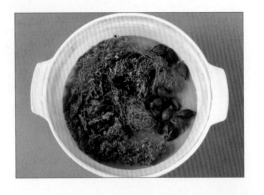

將這四種藥物洗淨放入沙鍋中，大火燒開，開後去蓋，慢火煎煮10分鐘。

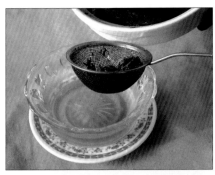

將煎好的藥汁過濾，濾液備用。

中藥煎煮過程雖然很麻煩，但必須按照正確的煎煮方法，才有療效。

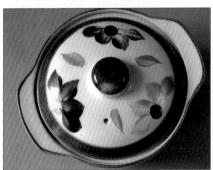

藥渣再放回鍋中，加水進行二次煎煮，煮沸10分鐘後再過濾，濾液合併，代茶飲用。

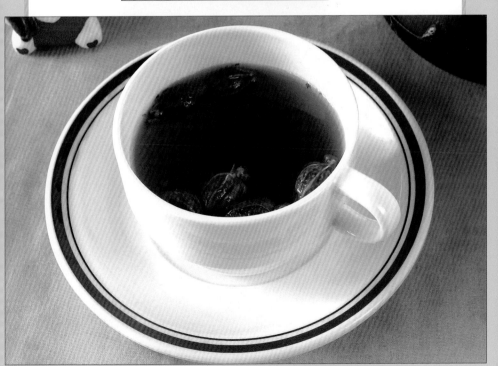

12 茵陳粥

【配料】綿茵陳 30 克，白糖 30 克，粳米 50 克。

【作法】先將茵陳洗淨，煎水，去渣，留汁液，同粳米煮粥，待粥將熟時，加入白糖煮 1～2 沸即成。

【用法】每日分 2 次服食。連服 7～10 天。

【功效】清熱解毒，利濕退黃。

【主治】膽囊炎、膽石症、病毒性肝炎等見肝膽濕熱證者。症狀爲面目全身發黃、發熱，口苦，肋疼痛，尿黃短，或見陰囊濕疹，或睾丸腫脹熱痛，或外陰瘙癢。

【出處】《家常食物巧治病》。

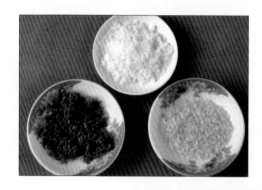

茵陳、白糖、粳米

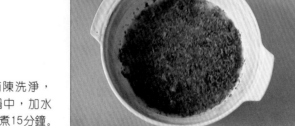

將茵陳洗淨，放入沙鍋中，加水適量，煎煮15分鐘。

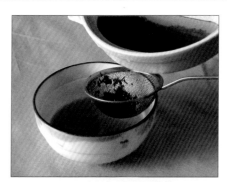

過濾，濾液備用。

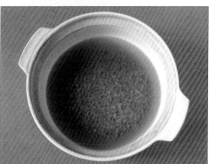

用濾液煮粥。

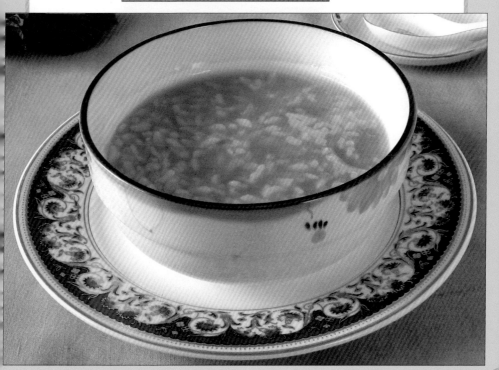

1 玉米鬚粥

【配料】玉米鬚鮮品 30 克（乾品 15 克），粳米 30 克。

【作法】將玉米鬚洗淨切斷，用剛沸過的水沖泡，加蓋，10
分鐘後取濾液；再用開水沖泡一次，合併濾液。將
粳米加水適量，煮至米開花後，將玉米鬚汁對入攪
勻，稍煮片刻即成。

【用法】日服 1 次。

【功效】理氣止痛，利膽
消腫。

【主治】膽囊炎、膽石症
等。

【出處】《家庭藥膳全書》。

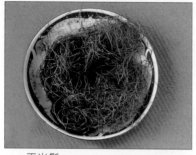

玉米鬚

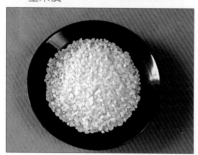

粳 米

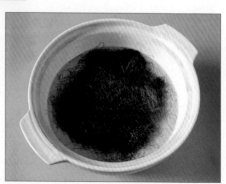

將玉米鬚洗淨，用沸水沖
泡，加蓋，10分鐘後取濾液。

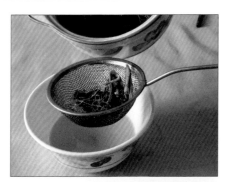

取濾液。

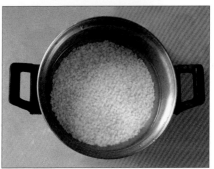

粳米放入鍋中，加水，煮至米開花後，對入玉米鬚汁，稍煮。

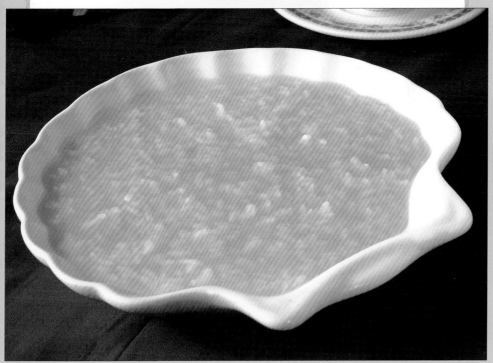

2 泥鰍炙豆腐

【配料】泥鰍250克，鮮豆腐100克，玉米鬚(布包)30克。

【作法】將泥鰍放盆中養1～2天後，取出，以活泥鰍與玉
米鬚包、豆腐共放入沙鍋中，加水適量煎煮，待爛
熟後調味服食。

【用法】每日1次，連服數天。

【功效】清化濕熱，利膽退黃。

【主治】膽囊炎、膽石症、慢性肝炎等。

【出處】《家庭藥膳全書》。

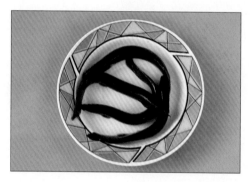

泥鰍營養豐富，素有
「水中人參」之稱，其所含蛋
白質比一般魚類、肉類要
高，所含維生素 B_1 較鯽魚、
蝦、黃魚高出3倍，還有抗人
體血管衰老作用。

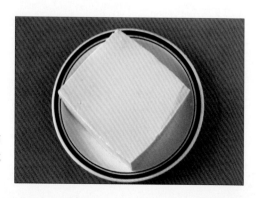

豆腐能益氣和中，
生津潤燥，清熱解毒，
蛋白質含量高，脂肪
含量低，是預防「現代
文明病」的食療佳品。

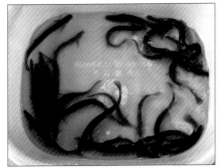

將買回的泥鰍放在盆中養兩天，讓其吐淨泥沙。

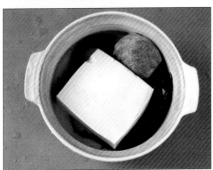

將泥鰍、豆腐、玉米鬚放入沙鍋中，加水適量，煎煮至熟。

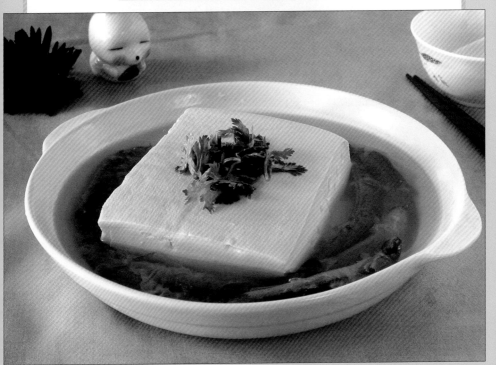

3 薏苡仁粥

【配料】生薏苡仁 60 克，白米 20～30 克。

【作法】先將薏苡仁煮爛，後入米煮粥食之。

【用法】每日 1 次。

【功效】清化濕熱，利膽退黃。

【主治】慢性膽囊炎緩解期。

【出處】《膽囊炎、膽石症防治 100 問》。

小知識　　膽囊炎患者應多進食富含蛋白質的食物，如瘦肉、魚類、豆類；還應多吃含維生素和胡蘿蔔素的食物，如番茄、蘿蔔、胡蘿蔔、玉米、橘汁、西瓜以及各種綠葉蔬菜。

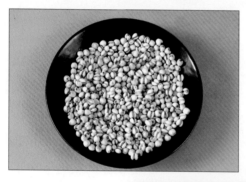

薏苡仁又叫米仁、六穀子，能健脾益氣，清利濕熱。現代研究，薏苡仁有抗癌作用。

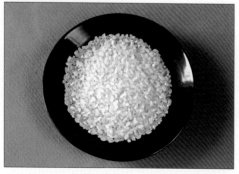

大　米

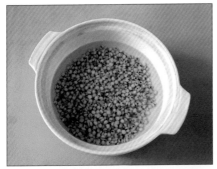

先將薏苡仁放入沙鍋中，加水適量，煮1小時左右，至軟爛。

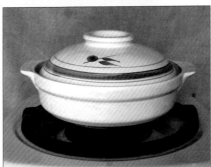

再放入淘洗乾淨的大米，煮成粥即可。

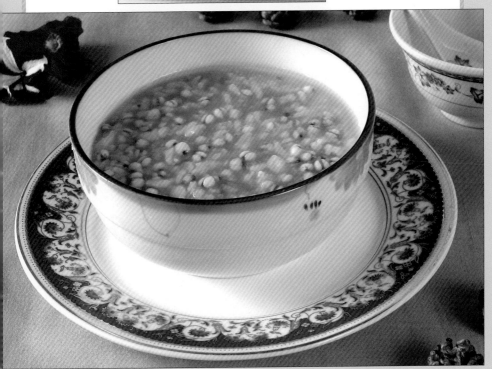

4 歸參燉母鷄

【配料】 當歸10克，大葱10克，黨參30克，料酒20克，母鷄1隻，食鹽適量，生薑10克。

【作法】 選約1500克重的老母鷄1隻，宰殺後去毛和內臟，洗淨。將黨參、當歸放入鷄腹內，置沙鍋中，調入葱、生薑、料酒、食鹽和適量清水。將鍋置旺火上煮沸，改用文火煨燉，直至鷄肉熟爛即成。

【用法】 去藥渣，吃肉喝湯，空腹食用，宜少量多餐。

【功效】 健脾柔肝，養血和血。

【主治】 膽囊炎、膽石症、病毒性肝炎等見脾虛肝鬱證者。

【出處】 《家常食物巧治病》。

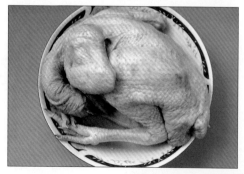

母　鷄

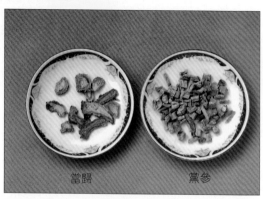

當歸　　　　　　黨參

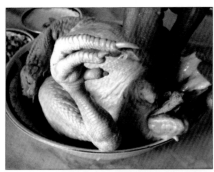

將黨參、當歸放入雞腹內。

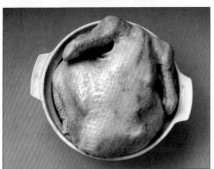

將母雞放沙鍋中煲，先旺火煮沸，再用文火煨炖，直至雞肉熟爛時止。

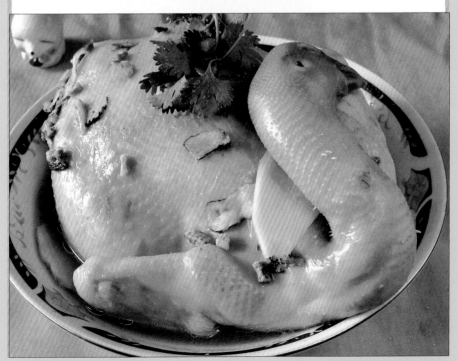

5 薏米茅根粥

【配料】薏苡仁、白茅根各 30 克。

【作法】將白茅根洗淨切碎，加水 200 毫升左右，煎至 100 毫升，去渣取汁，放入薏苡仁，再加水 300 毫升左右，同煮爲稀粥。

【用法】每日 1 次。

【功效】利膽退黃。薏苡仁具有健脾利水，清熱排膿的作用，在超市和藥店中均可買到，還可抑制癌細胞。白茅根也是一味清熱涼血的中藥，兩者合用，可治療濕熱黃疸。

【主治】膽囊炎、膽石症等見肝膽濕熱之黃疸。

【出處】《食療妙方》。

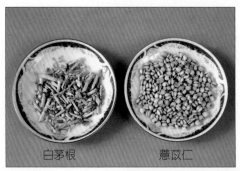

白茅根　　　　　薏苡仁

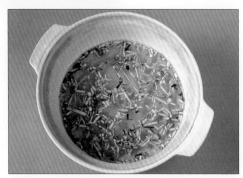

將白茅根放入沙鍋中，煎煮20分鐘。

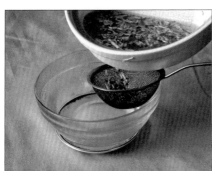

過濾，濾汁備用。

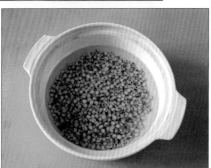

加入淘洗好的薏苡仁，再加水，煮成粥。

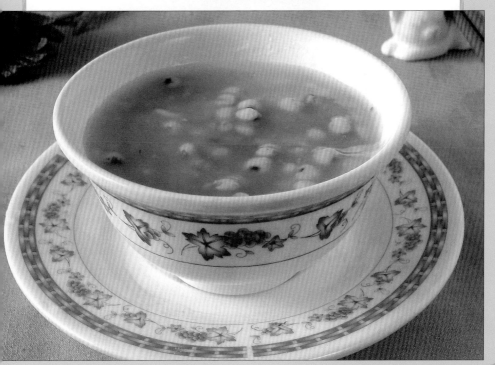

6 小紅豆鯉魚湯

【配料】小紅豆500克（1斤），活鯉魚1條（500克以上），玫瑰花(乾)15克。

【作法】將鯉魚去髒雜洗淨，與其他兩味共煮至爛熟，去花調味。

【用法】分2～3次服食，每日或隔日服一劑，服用劑數視病情酌定。

【功效】疏肝健脾，活血化瘀。

【主治】膽囊炎、膽石症、慢性肝炎等氣滯血瘀見證者。

【出處】《家庭藥膳全書》。

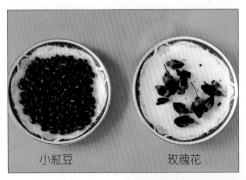

小紅豆　　　　　玫瑰花

小紅豆是治療水腫的常用藥物，與鯉魚一起炖煮，可以緩解膽囊炎的淤滯症狀。

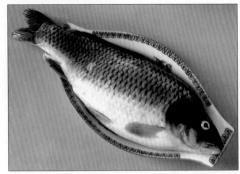

鯉魚爲河魚佳品，可製成多種菜餚，也具有藥用功能。

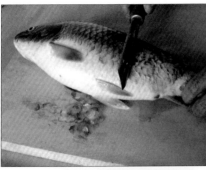

洗淨鯉魚。

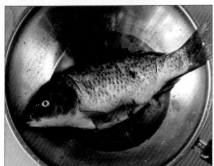

放入鍋中炖1小時。

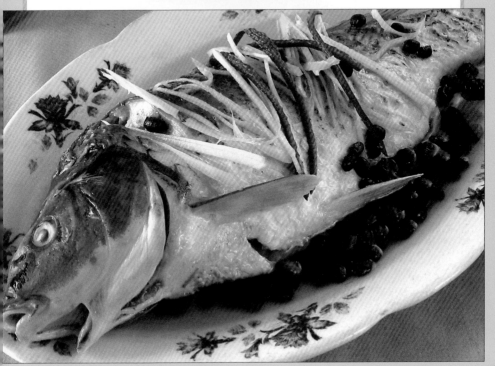

7 萊菔子粥

【配料】萊菔子 2 匙，大米 30 ~ 50 克。

【作法】先將萊菔子炒後研末，再與米同煮成粥。

【用法】每日 1 次。

【功效】理氣消食。萊菔子爲蘿蔔的種子，藥店均有售，能
行氣消脹，炒後能抗菌消炎。

【主治】慢性膽囊炎緩解期。

【出處】《膽囊炎、膽石症防治 100 問》。

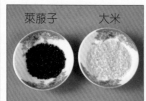
萊菔子　大米

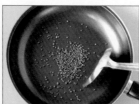

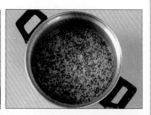

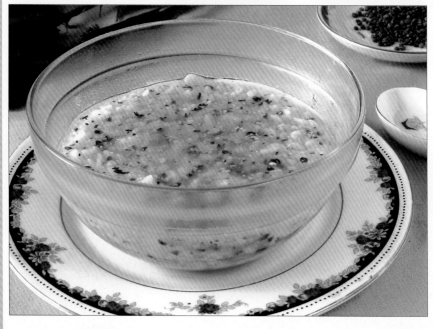

玉米鬚公英茵陳湯

【配料】 玉米鬚鮮品 30 克，蒲公英 15 克，茵陳 10 克。

【作法】 將上三味洗淨切斷，用剛沸過的水沖泡，或放在沙鍋中煎煮，加蓋，10分鐘後取濾液，再用開水沖泡 1 次，合併濾液。

【用法】 隔日服 1 次。

【功效】 理氣止痛，利膽退黃。

【主治】 膽囊炎、膽石症等。

【出處】《家庭藥膳全書》

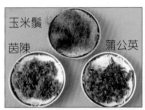

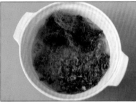

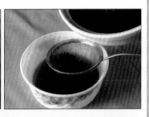

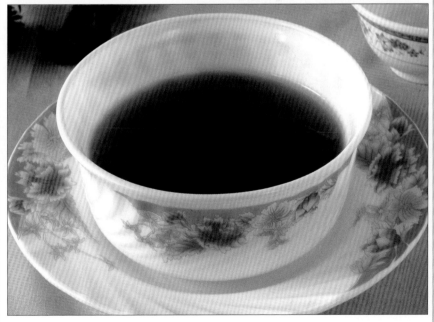

9 首烏紅棗雞蛋方

【配料】何首烏20克（1～2塊），紅棗10枚，雞蛋2個。

【作法】以上加水適量同煮，蛋熟去殼後再煮，將水煎至一碗，去藥渣調味。

【用法】飲湯食蛋，每日1次，連服15～20日。

【功效】滋補肝腎。何首烏爲長壽要藥，經常食用，可使肝腎功能強健。

【主治】膽囊炎、膽石症、慢性肝炎等肝腎不足見證者。

【出處】《家庭藥膳全書》。

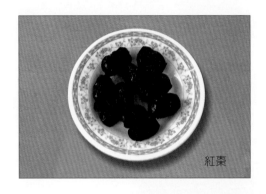

紅棗

紅棗含有豐富的營養物質，能補脾和胃，益氣生津，養心安神，止血，調和營衛。

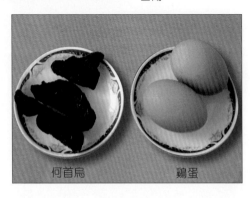

何首烏　　　　雞蛋

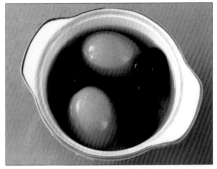

將何首烏、紅棗洗淨，與雞蛋一起放入沙鍋中，加水煮至蛋半熟。

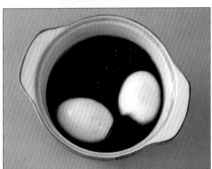

剝去蛋殼，再放入沙鍋中，繼續煮至蛋熟。

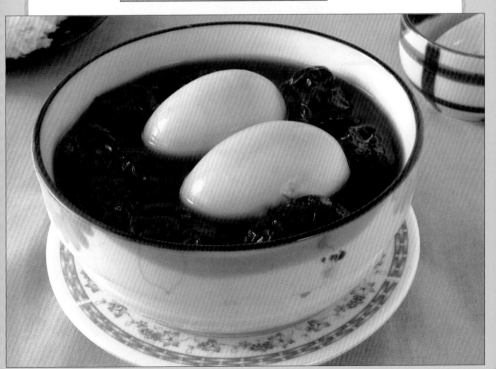

⑩ 豬肚馬蹄湯

【配料】馬蹄（荸薺）10～15 個，豬肚 150～200 克。

【作法】將馬蹄去皮切塊，豬肚洗淨切成小塊，加水同煮至
　　　　熟。

【用法】淡鹽或低鹽食之。

【功效】補虛止痛。

【主治】膽囊炎、膽石症等見虛證脇痛。

【出處】《膽囊炎、膽石症防治 100 問》。

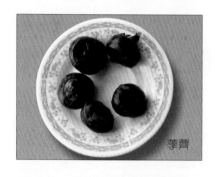

荸薺

荸薺營養豐富，能清熱生津，化痰消積，可配合其他食品做成食療菜餚。

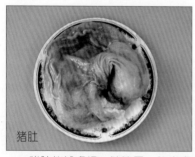

豬肚

豬肚能補虛損，健脾胃，能治虛勞羸瘦，泄瀉，遺精等。

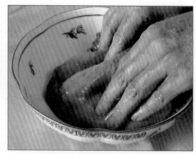

將買回的豬肚洗淨，用鹽搓，再用水煮一下。

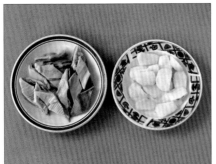

豬肚切片，荸薺切塊。

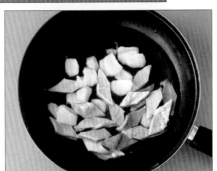

煮至豬肚、荸薺熟。

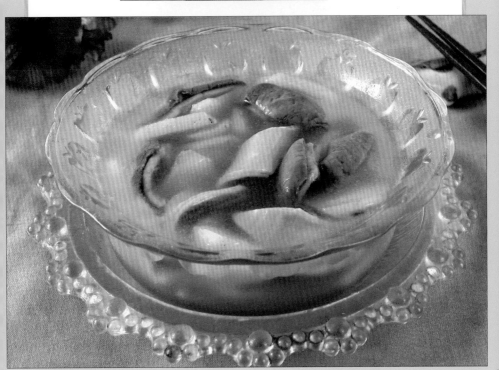

11 茅根猪肉羹

【配料】鮮茅根150克（或乾茅根50克），瘦猪肉250克，
食鹽、作料少許。

【作法】將茅根剪斷洗淨，瘦猪肉切絲，茅根與猪肉絲同放
入沙鍋內，加水適量煮熟。酌加食鹽、作料少許即
可。

【用法】分頓食用，喝湯吃肉。

【功效】清熱補虛。

【主治】體弱黃疸，治療膽囊炎等身體虛弱者。

【出處】《補缺肘後方》。

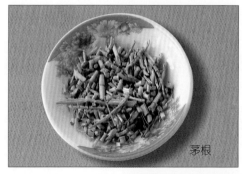

茅根

茅根具有涼血止血，清
熱利尿作用，與猪肉一起
炖，能清熱補虛。

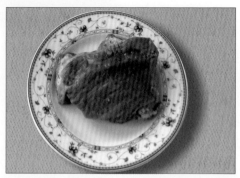

猪　肉

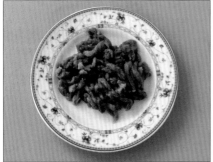

猪肉切細絲。

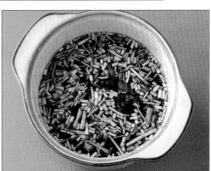

將茅根和猪肉絲一同放入沙鍋中，加水適量煮熟。

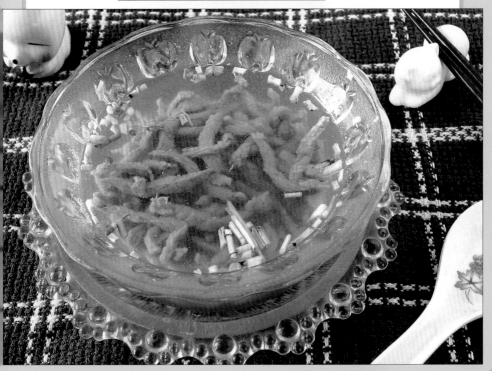

1 鷄骨草豬肉湯

【配料】鷄骨草 30 克，豬瘦肉 60 克，紅棗 4 枚。

【作法】豬瘦肉洗淨、切塊，與鷄骨草包、紅棗共煮，2～3
　　　　小時後，去渣調味服食。

【用法】每日 1 次，連服數日。

【功效】利膽退黃。鷄骨草爲豆科植物廣東相思子的全草，
　　　　具有清熱解毒，舒肝散瘀的作用。

【主治】膽囊炎、膽石症等。

【出處】《食療便方治百病》。

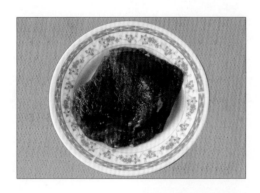

豬　肉

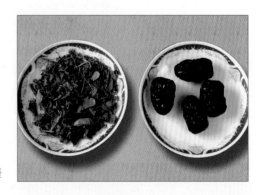

鷄骨草、紅棗

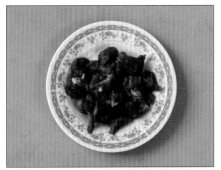

猪肉切塊。

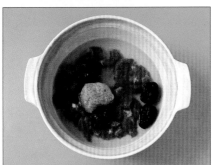

猪肉與雞骨草
包、紅棗共煮。煮
2～3小時。

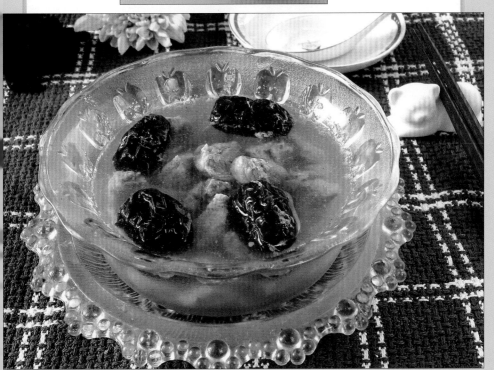

2 仙人粥

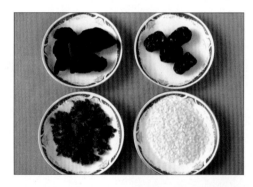

【配料】 制首烏 30～60 克，粳米 100 克，紅棗 3～5 枚，紅糖適量。

【作法】 將制首烏煎取濃汁，過濾去渣，放入粳米、紅棗煮粥。粥將成時，放入紅糖或冰糖少許以調味，再煮一兩沸即可。

【用法】 每天 1 次，連服半月。

【功效】 滋補肝腎。

【主治】 膽囊炎、膽石症、慢性肝炎等肝腎不足見證者。

【出處】 《家庭藥膳全書》。

制首烏、粳米、
紅棗、紅糖。

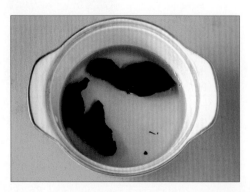

將制首烏放在沙
鍋中，煎煮 30 鐘。

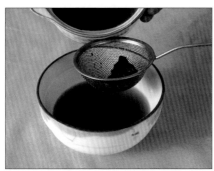

過濾，留濾汁。

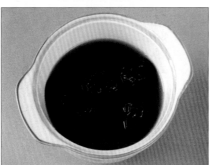

濾液加少許
水，放入粳米、紅
棗，至粥熟止。

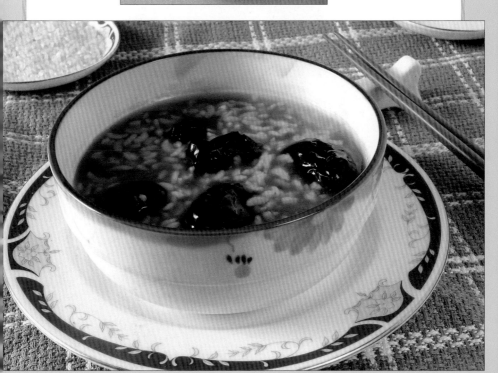

③ 香炸核桃仁

【配料】核桃仁 8～10 枚。

【作法】鍋中放豆油，燒至七八成熱時，放入核桃仁，炸成焦黃色。

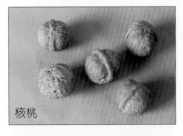

核桃

【用法】每服 2 枚，每日 4 次，溫開水送下。

【功效】消石。

【主治】膽石症。

【出處】《膽囊炎、膽石症防治 100 問》。

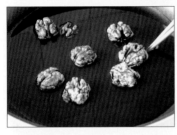

取出核桃仁，放入鍋中，炸至焦黃色。

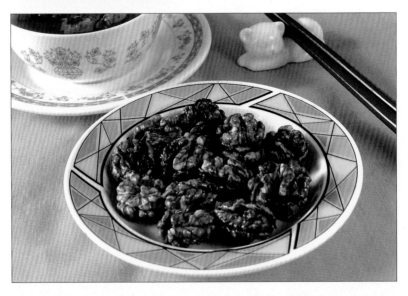

4 蘿蔔炒猪肝

【配料】猪肝 250 克（半斤），白蘿蔔 250 克（半斤）。

【作法】將白蘿蔔切成均勻薄片，用植物油炒至八成熟，加鹽適量盛起，再起油鍋，放植物油兩匙，用旺火燒熱後，放入猪肝片，快速翻炒 3 分鐘，倒入蘿蔔片與猪肝同炒，幾分鐘後加香蔥、味精即成。

【用法】不拘時食之。

【功效】理氣補虛止痛。

【主治】膽囊炎、膽石症等見陰虛氣滯之脇痛。

【出處】《膽囊炎、膽石症防治100問》。

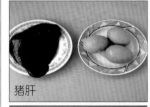

猪肝

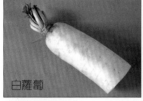

白蘿蔔

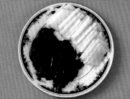

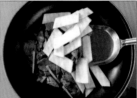

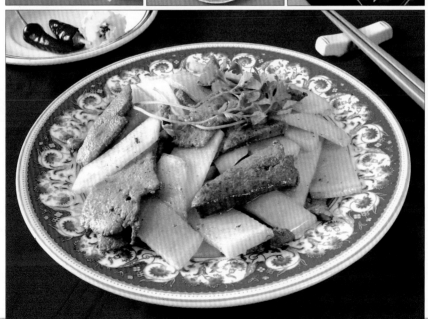

5 栀子仁粥

【配料】栀子仁 3～5 克，粳米 30～60 克。

【作法】將栀子仁碾成細末。煎粳米爲稀粥，待粥將成時，調入栀子末稍煮即成。亦可先煎栀子仁，取汁，去渣，再以藥汁煮粥。

【用法】每日分兩次服食。

【功效】清化濕熱。栀子能促進膽汁分泌，能清利肝膽濕熱而退黃疸。

【主治】膽囊炎、膽石症、慢性肝炎等肝膽濕熱見證者。

【出處】《家庭藥膳全書》。

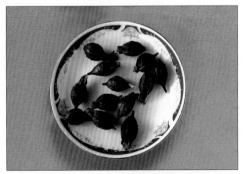

栀 子

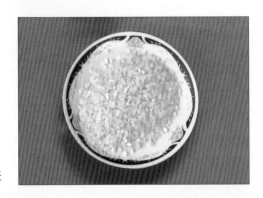

粳 米

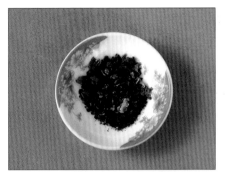

將梔子研成細末，備用。

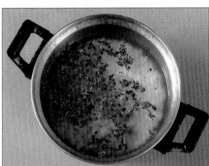

粳米淘洗乾淨，放入鍋中，加水，煮粥。

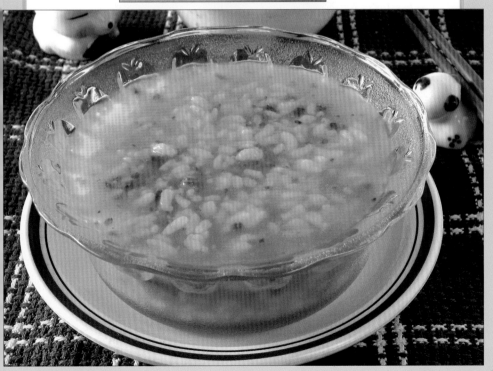

6 山藥枸杞炖鱉湯

【配料】鱉1隻，淮山藥30克(2大匙)，枸杞子30克(2大匙)。

【作法】鱉用開水燙死，去內臟及頭，切塊，與淮山藥、枸杞子放鍋內，加水同炖至熟。

【用法】淡鹽食之，每周1次。

【功效】養陰止痛。

【主治】膽囊炎、膽石症等見肝腎陰虛之脇痛。

【出處】《食療便方治百病》。

【注意】甲魚較爲滋膩，脾胃陽虛，消化不良及孕婦應忌食。感冒等時邪未淨者也不宜食用。

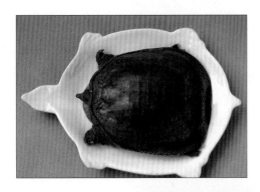

鱉。目前多用飼養的甲魚。甲魚能促進血液循環，抑制腫瘤細胞生長，能提高機體的免疫功能。

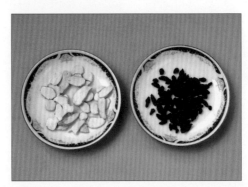

淮山藥、枸杞子

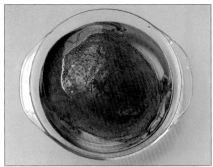

將鱉用開水燙死，去內臟及頭，切塊。

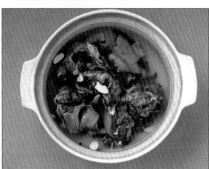

將切好的鱉塊與淮山藥、枸杞子放入沙鍋，加適量水炖熟。

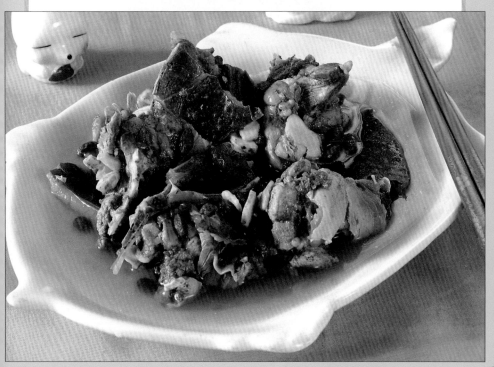

7 猪肉蘑菇湯

【配料】猪瘦肉 100～150 克，蘑菇 50 克，鹽、蔥、薑適量。

【作法】將猪肉洗淨切塊，蘑菇洗淨，撕成細條，放入鍋中，加水煮，加作料同煮至熟。

【用法】不拘時食之。

【功效】疏肝健脾。

【主治】膽囊炎、膽石症等見肝脾不和之脅痛。

【出處】《食療便方治百病》。

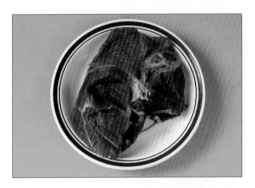

猪肉營養豐富，能補五臟，潤燥，和脾胃。

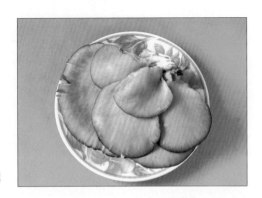

蘑 菇

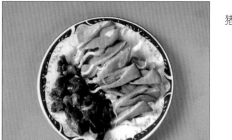

豬肉切成塊，蘑菇切成條。

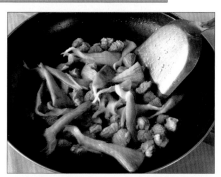

將豬肉塊、蘑
菇條放在鍋內，加
適量水煮至肉熟，
加麻油、調味料。

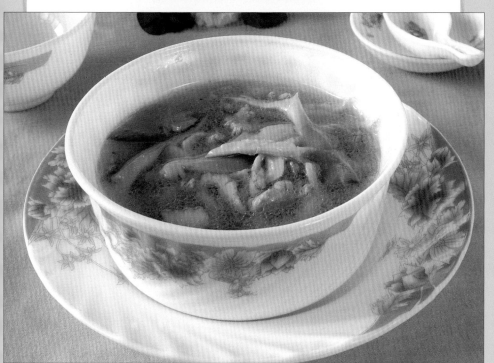

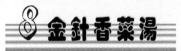

8 金針香菜湯

冬季飲食

【配料】金針菜 25 克，香菜 15 克，豬瘦肉 25 克，食鹽適量，味精少許。

【作法】金針菜洗淨，香菜切碎，瘦肉切片，備用。炒鍋置旺火上，加水燒沸，下肉片、金針菜略煮，後下香菜、食鹽、味精即成。

【用法】食菜飲湯，佐餐服食。

【功效】滋補肝腎，清熱平肝。

【主治】膽囊炎、膽石症、病毒性肝炎等見腎陰虛證者。

【出處】《家常食物巧治病》。

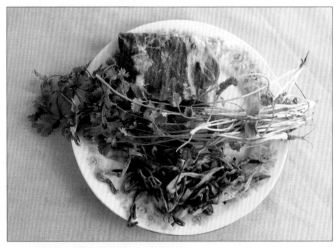

金針菜、香菜、豬肉

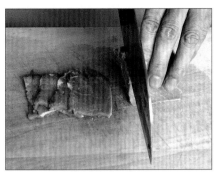

切豬肉片。

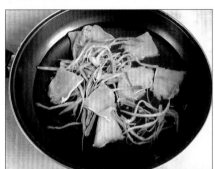

煮金針菜、豬肉。

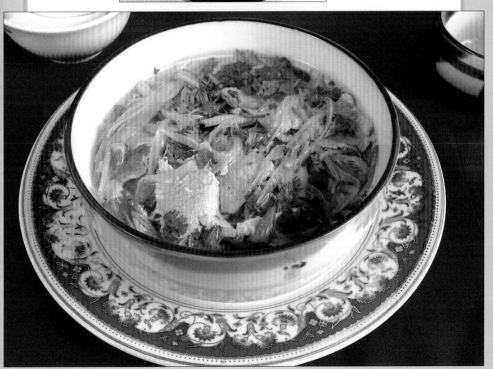

⑨ 烏龜炖冰糖

【配料】烏龜3隻，冰糖20克。

【作法】將烏龜剁頭取血，置入碗中，加清水及冰糖攪勻，放鍋中隔水蒸熟。

【用法】每日1次，7次為1療程。

【功效】疏肝活血，滋陰潤燥。

【主治】膽囊炎、膽石症、肝硬化等見氣滯血瘀或肝腎陰虛證者。

【出處】《家常食物巧治病》。

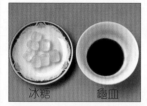

烏龜

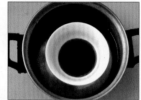

冰糖　　　龜血

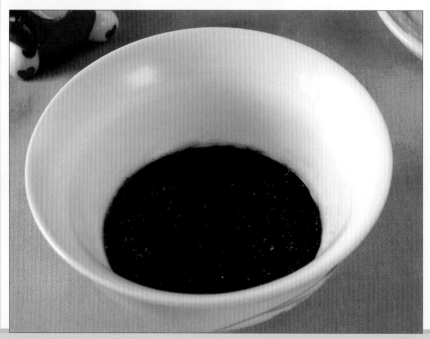

10 米醋豬脊骨汁

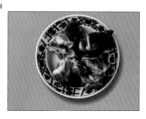

【配料】米醋 1000 毫升（2 瓶），鮮豬脊骨 500 克（1 斤），紅糖 125 克（2.5 兩），白糖 125 克（2.5 兩）。

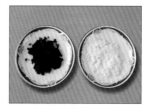

【作法】把豬脊骨切成塊，與糖、醋一起放入沙鍋，不加水，煮沸 30 分鐘，涼後用乾淨紗布絞汁備用。

【用法】成人每次 30～40 毫升，每日 3 次，飯後服。

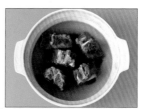

【功效】滋陰填精，柔肝止痛。

【主治】膽囊炎、膽石症、慢性肝炎等見陰虛脇痛者。

【出處】《食療便方治百病》。

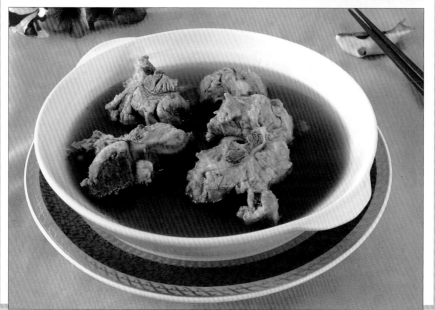

11 甲魚方

【配料】甲魚一隻（200～300克），生薑3片，細鹽、黃酒適量。

【作法】甲魚活殺，先用水泡擦去膜，剖腹，留肝及腹蛋，去腸雜，洗淨濾乾，將甲魚置於瓷盆中，背朝下，腹朝上，腹腔內放入生薑片，撒上細鹽，淋上黃酒，隔水旺火蒸30～40分鐘。

【用法】做點心空腹食，也可佐餐食，但需熱食。

【功效】疏肝健脾，活血化瘀。

【主治】膽囊炎、膽石症、慢性肝炎等見氣滯血瘀見證者。

【出處】《家庭藥膳全書》。

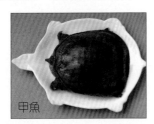

甲魚

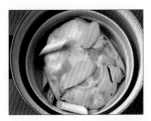

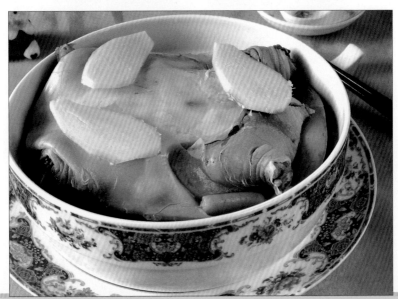

12 山茱萸粥

【冬季飲食】

【配料】山茱萸 15～20 克，粳米 100 克，白糖適量。

【作法】先將山茱萸洗淨，去核，與粳米同入沙鍋煮粥，待粥將熟時，加入白糖稍煮即可。

【用法】每天 1 次，連服半月。

【功效】滋補肝腎。

【主治】膽囊炎、膽石症、肝硬化等肝腎不足見證者。

【出處】《家庭藥膳全書》。

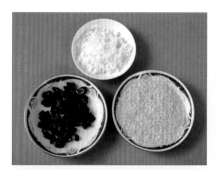
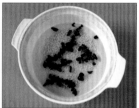
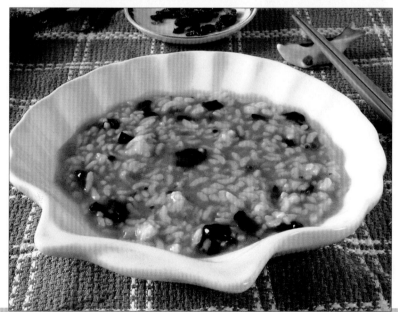

13 菊花百合茶

【配料】 菊花（乾）4~5朵，百合花（乾）8~10瓣。

【作法】 將菊花、百合花洗淨，用開水沖泡，首次泡下的水棄掉，再用開水沖泡10~15分鐘。

【用法】 代茶飲用，可在1日內沖泡數次。

【功效】 疏肝解鬱，利尿安神。

【主治】 膽囊炎、膽石症等見肝鬱，小便不利者。

【出處】 經驗方。

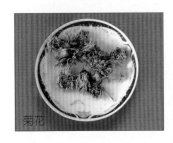

菊花

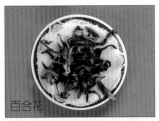

百合花

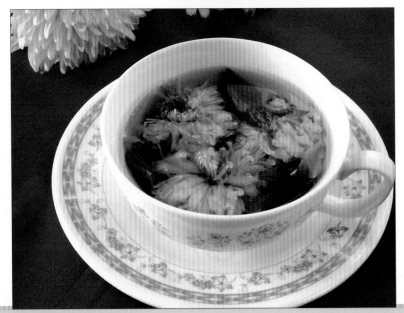

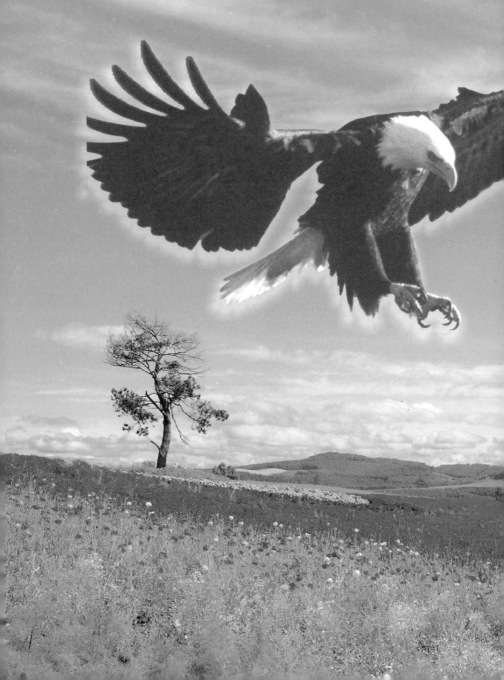

大展好書　好書大展
品嘗好書　冠群可期

大展好書　好書大展
品嘗好書　冠群可期